Krstinić
Essen für die Emotionen

Dr. med. Sandi Krstinić

Essen für die Emotionen

Damit das Gehirn sich wohl fühlt
NEURO-ERNÄHRUNG

Aus dem Kroatischen übertragen
von Blanka Stipetic

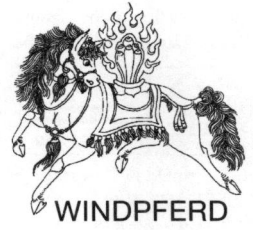

WINDPFERD

Titel der kroatischen Originalausgabe *Neuronutricionizam – prehrana prema emocijama*
Erschienen bei *Veble commerc, Zagreb*
© 2009 Mr. Sc. Sandi Kristinic, Dr. med.
Aus dem Kroatischen übertragen von *Blanka Stipetic*

1. Auflage 2010
© 2010 Windpferd Verlagsgesellschaft mbH, Oberstdorf
Alle Rechte vorbehalten
Umschlaggestaltung: Kuhn Grafik Communication Design, Amden (CH),
Freshly Grown DigitalVision (Banane) und 123rf (Kopf/Gehirn)
Layout: Marx Grafik und ArtWork
Lektorat: Melanie Binek
Gesetzt aus der Adobe Garamond
Druck: Himmer AG, Augsburg

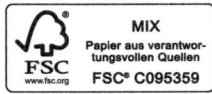

MIX
Papier aus verantwor-
tungsvollen Quellen
FSC® C095359

Printed in Germany
ISBN 978-3-89385-635-0
www.windpferd.de

Inhalt

Vorwort

Das Lesen eines Buches ist ein automatisierter Prozess, und es bedarf keiner Gebrauchsanweisung, wie sie heutzutage fast jedem Produkt beiliegt, sei es einer Packung Medikamente oder einem Auto oder Flugzeug. Vor der Verwendung materieller Güter sollte man die Gebrauchsanweisung aufmerksam lesen, um sie richtig zu benutzen. Genauso ist es mit dem Wissen über Ernährung und neue Lebensgewohnheiten, die man nach der Lektüre dieses Buches vielleicht einführt. Man darf nicht vergessen, dass die Medizin eine Wissenschaft ist, die zwar auf Tatsachen gründet, ihrer Natur nach jedoch Veränderungen unterliegt. Man sagt, dass sich fünfzig Prozent des medizinischen Wissens alle fünf Jahre ändern. Wenn ein Student sein Medizinstudium beendet, ist fast die Hälfte seines Wissens veraltet, und so muss jeder seriöse Arzt unaufhörlich lernen und sich über neue Erkenntnisse informieren, die heutzutage in Blitzgeschwindigkeit gewonnen werden.

In diesem Buch werden einige Thesen vertreten, die durch die Forschung erst noch bewiesen werden müssen, und es ist möglich, dass die Ergebnisse dieser Forschungen anders ausfallen, als hier erwartet, wo durch logische Schlussfolgerungen an die Weisheiten des großen Hippokrates und des ebenso großen Sokrates angeknüpft wird. Die heutige Medizin weiß viel, doch man weiß nicht, was zukünftige Entdeckungen bringen werden.

Dieses Buch ist einzigartig, denn außer Informationen und Tatsachen über neueste medizinische Erkenntnisse, was für Ernährungsratgeber nicht ungewöhnlich ist, werden Sie beim Lesen von „Essen für die Emotionen" die Möglichkeit bekommen, Emotionen, die der Text bespricht, auf unterschiedliche Art und Weise zu erleben und zu empfinden.

Im Kapitel über Farben beispielsweise kann man beim Betrachten der beschriebenen Farbe die Entstehung der dazu passenden Emotion nachempfinden, ebenso den blumigen Geruch im Kapitel über Emotionen und Düfte. Die Ernährungsweise und ihre zeitliche oder chronologische Abfolge sind die persönliche Entscheidung des Einzelnen, die häufig von äußeren objektiven Umständen abhängt, doch ganz sicher trägt jedes Individuum persönliche Verantwortung für die eigene Gesundheit, indem es sich für einen Lebensstil entscheidet und diesen pflegt.

Aus diesem Grund tragen Herausgeber und Autor keine Verantwortung für irgendein Ereignis, das durch den Gebrauch dieses Buches entsteht. Für jede detaillierte medizinische Information und jeden Rat sollte der Hausarzt konsultiert werden, der als Einziger mit der Krankheitsgeschichte des Einzelnen und dessen Familie vertraut ist.

Wenn Sie sich also nach den Übungskapiteln zu häufigeren aeroben Aktivitäten entschließen, Ihrem Gehirn mehr Sauerstoff zuführen, und das Serotonin als Glückssubstanz in Momenten der Entspannung und Ruhe dadurch die Möglichkeit hat, besser zur Geltung zu kommen, dann trägt für das entstehende Glücksgefühl derjenige die Verantwortung, der es auf sich genommen hat, den Ratschlägen dieses Buches zu folgen, und das positive Gefühl von Glück, Ekstase oder vielleicht Euphorie ist alleiniger Verdienst des Lesers.

Dieses besondere Buch unterscheidet sich ganz entscheidend von wissenschaftlichen Fachtexten, die sich nur auf nachgewiesene Tatsachen stützen. Es eröffnet auf innovative und unnachahmliche Art eine ganz neue persönliche Welt der Beschäftigung mit biomedizinischen und seelischen Themen. Spontan und voller Begeisterung verknüpft der Autor Tatsachen, Erfahrungen und Gefühle. Es ist ein innovatives und interessantes Buch entstanden, das jeden Leser bis zur letzten Zeile zu unerwarteten Reaktionen, Gedanken und Unternehmungen anregen wird.

Dr. Dr. Alen Ružić,
Facharzt für innere Medizin*

* Dr. Dr. Alen Ružić, Facharzt für innere Medizin, spezialisiert auf Kardiologie und Thalassotherapie in Opatija (Reha-Klinik für Herz- und Lungenerkrankungen sowie Rheuma)

Vorab gelesen

Das Buch ist in einfacher leicht verständlicher Sprache verfasst. Man findet darin fünfundzwanzig überraschende Überschriften. Es ist ein großer Vorteil, dass der Autor Erkenntnisse aus dem Volk sowie aus den Naturwissenschaften miteinander verbindet. Er versucht dem Leser zu verdeutlichen, wie Nahrungsmittel auf unser Gehirn, den Entstehungsort der Emotionen, wirken.

Nach den Grundregeln der Ernährungswissenschaft soll der Körper mit abwechslungsreicher Kost versorgt werden. Viele Diäten sind falsch, weil sie dem Körper einige Nahrungsmittel oder Nahrungskomponenten vorenthalten. Die Grundbedingung für Gesundheit und junges Aussehen ist die Versorgung des Körpers mit allen Nahrungselementen in angemessener Menge. Jede Diät, die diesen Rahmen nicht respektiert, schadet der Gesundheit und kann nicht empfohlen werden. Die Physiologie menschlicher Emotionen ist allen Lebewesen zueigen, und deshalb hängt es von den Emotionen, die wir durchleben, ab, welche Nahrungsmittel wir verzehren sollten.

Dieses Buch ist eines der ersten das versucht, Emotionen und Ernährungsweise miteinander zu verknüpfen. Es hat mich sehr gefreut, dieses Buch lesen und eine Rezension schreiben zu dürfen. Ich denke, es wird vielen helfen, die einen gesunden Geist und einen gesunden Körper anstreben, wie die Bürger des alten Sparta zu sagen pflegten.

Prof. Dr. Dr. Đulijano Ljubičić
Medizinische Fakultät Rijeka

1

Das Jahrhundert des Gehirns

Gefühle geben Einblick in die Seele.
Die Seele gibt Einblick in den Menschen.

Wie oft haben wir diese Überschrift als Beschreibung der Zeit, in der wir leben, gehört, doch wenn es um unsere Ernährungsweise geht, steht seine Exzellenz, das Gehirn, nicht gerade an erster Stelle. Wir sind überfrachtet mit unzähligen Diäten und Ernährungsrichtlinien, da sind z. B. die Ernährung entsprechend der Blutgruppe, die Mondphasen-Diät, Diäten nach South Beach, Montignac oder Atkins, die Zone- oder die UN-Diät und viele andere.

Doch keine von ihnen verfolgt das primäre Ziel, unser Gehirn zu füttern, stattdessen konzentriert man sich viel zu häufig auf die Anzahl der Kalorien oder die Zusammensetzung der Nahrungsmittel im Hinblick auf die Bedürfnisse unseres Körpers. Dabei wird vergessen, was schon die Bürger des antiken Sparta wussten – dass nur ein gesunder Geist zu einem gesunden Körper verhilft.

„Mens sana in corpore sano" oder „ein gesunder Geist in einem gesunden Körper", das ist der genaueste und einzige Wegweiser zu einer ganzheitlichen Gesundheit, weil es unmöglich ist, einzelne Körperteile oder Organe zu behandeln und zu heilen, wie es die heutige Medizin tut. Es gibt Fachärzte für Augen- oder Hauterkrankungen, aber keine Spezialisten für integrative Medizin, und auch in Visionen über die zukünftige Entwicklung und Herangehensweise ans Heilen findet dieser Begriff keine Erwähnung. Nicht nur, dass der menschliche Körper in eine Vielzahl von Organen zerlegt wird, mit denen sich verschiedene Ärzte beschäftigen, die untereinander nur wenig oder gar nicht kommunizieren, um den Körper als Ganzes zu sehen; man ignoriert die alte Erkenntnis von der Unteilbarkeit des menschlichen Wesens, seiner Psyche und seines Körpers. Nur eine Diät oder Ernährungsweise, die vor allem das menschliche Gehirn nährt, kann erfolgreich zu Gewichtsreduktion führen, denn ein zufriedenes Gehirn bedeutet einen zufriedenen und anmutigen Körper.

Wie sollen wir die Bedürfnisse unseres Gehirns erkennen, und braucht unser Gehirn die gleichen Nährstoffe wie das unseres Freundes oder das Gehirn eines Bewohners eines anderen Erdteils?

Sind alle Gehirne dieser Welt gleich, sind alle Menschen gleich?

Natürlich nicht, und doch unterscheiden heutige Diäten und Ernährungsratgeber in der Regel nicht zwischen den Menschen, sondern empfehlen für alle die gleichen Nahrungsmittel. Sie ignorieren also von Anfang an die unterschiedlichen menschlichen Charaktere, betrachten nicht ihre Psyche, ihre Seele, achten nicht auf die offensichtlichsten und einfachsten Zeichen, nach denen sich Menschen voneinander unterscheiden, auch nicht auf Hinweise, dass sich eine Person in verschiedenen Lebensabschnitten verändert.

Wir alle wissen, dass Gefühle oder Emotionen der Spiegel der Seele sind. Warum sollte man dann nicht in diesen Spiegel blicken und das, was wir sehen, nutzen, um die seelische Gesundheit zu verbessern, den Geisteszustand weiter zu entwickeln, was ganz sicher zu einem besseren Zustand und Aussehen unseres Körpers führt?

Schon in der Antike teilte der weise Hippokrates die Menschen nach ihrem Temperament ein und unterschied vier Typen:

Der Sanguiniker lebt im Zeichen der Luft und ist heiter und sorglos, immer schwebt er auf einer Welle positiver Gefühle. Er ist gern in Gesellschaft, schließt leicht neue Freundschaften, Optimismus ist seine Lebenshaltung. Neuere Forschungen zeigen, dass bei diesen Personen das Gen D4DR ausgeprägt ist, welches auf die Synthese von Dopamin-Transportern wirkt, was wiederum das Entstehen von guter Laune verursacht.

Melancholiker sind nach Hippokrates Menschen, die unter dem Einfluss des Elements Erde stehen und vorwiegend traurig gestimmt sind. Diese Menschen neigen zu Depressionen. Sie sind sensibel und psychisch verwundbar, sie erleben alles intensiv und haben eine pessimistische Lebenshaltung. Neuere Forschungen haben gezeigt, dass diese Menschen ein schwach ausgeprägtes Gen für jenes Protein besitzen, das den Rezeptor für Serotonin bildet, sodass dieser Glücks-Transmitter nicht vollständig auf die positive Stimmung dieser Menschen einwirken kann.

Ein Choleriker steht unter dem Einfluss des Elements Feuer und hat einen aufbrausenden Charakter, weil er schnell „entbrennt", sodass seiner Stimmung Wut entspricht, die unvermittelt in Aggression umschlagen kann. Diese Menschen sind durchdringend und dynamisch, was häufig erwünschte Eigenschaften sind. Der für die Emotion Wut zuständige Neurotransmitter ist Noradrenalin.

Ein Phlegmatiker steht unter dem Einfluss des Elements Wasser. Er ist ruhig und verhalten. Sein dominierender Charakterzug ist Lustlosigkeit, er reagiert nicht auf Reize und wird selten unruhig oder regt sich auf. Die Rede ist von sehr konzentrierten und verlässlichen Menschen. In ihrem Gehirn dominiert die Aktivität des inhibitorischen Neurotransmitters GABA, was unlängst durch Forschungen nachgewiesen wurde.

Auch wenn Hippokrates dies nicht wissen konnte, hat er die Aufteilung in vier Temperamente richtig vorgenommen, und die moderne Einteilung der Emotionen kann darauf aufbauen. Sie kann jedoch nicht verwendet werden, um Ernährungsrichtlinien zu entwerfen, denn es bestünde die reelle Gefahr, dass Einzelne ihre abwechslungsreiche Ernährung einschränken; diese aber ist für alle wichtig, unabhängig von Charakterzügen, die bei bestimmten Personen ausgeprägt oder dominierend sein können, wenn auch nicht beständig. Alle Menschen sollten sich abwechslungsreich ernähren, doch um welche Lebensmittel geht es, wenn nicht das Temperament, sondern die momentan geäußerten Emotionen entscheidend ist?

Die heute optimale Ernährung ist vielleicht schon morgen, nächste Woche oder nächsten Monat nicht mehr die beste Wahl. Emotionen sind ein guter Wegweiser, welche Nahrung wir benötigen. Wir selbst wissen am besten, wie wir uns in einem bestimmten Moment fühlen, und am Gesichtsausdruck anderer können wir ahnen, wie sie sich fühlen, und einen idealen Speiseplan für sie zusammenstellen.

Es werden wohl keine Jahrhunderte vergehen, bis in exquisiten Restaurants gut geschulte Kellner mit den Erkenntnissen dieses Buches am Gesichtsausdruck oder der Stimmlage die dominierende Gemütsverfassung ihres Gastes erkennen und dementsprechend eine Speisenfolge zusammenstellen.

Heute bestellen wir passend zum Essen den Wein, morgen wird zur Stimmungslage des Gastes das entsprechende Essen serviert und erst dann der unumgängliche Wein als Quelle von Gesundheit und Freude, natürlich in angemessener Menge und gemäß den Empfehlungen neuster Erkenntnisse. Darüber erfahren Sie mehr in den folgenden Kapiteln.

Man kann auch für seinen Partner oder andere Familienmitglieder Mahlzeiten zubereiten, die zu der momentanen Stimmungslage der betreffenden Person passen. Wir müssen unsere Familienmitglieder nicht mehr fragen, was sie essen wollen, die Frage wird vielmehr lauten – wie fühlt ihr euch heute?

Neben der Zubereitung einer zu der Stimmungslage passenden Mahlzeit beinhaltet eine solche Vorgehensweise auch Mitgefühl und fördert die Kommunikation einander nahestehender Personen, was auch ein wichtiges Heilmittel für die Seele sein kann.

2
Emotionen entwickeln und lenken

Emotionen sind Zwillinge.
Zwillinge sind zwei Kinder einer Mutter.

Emotionen entstehen in unserem Gehirn, daher empfinden wir sie von innen in uns selbst, doch häufig zeichnen sie sich auf unserem Gesicht ab. Mit Emotionen durchleben wir unser Leben und kommunizieren mit anderen. Emotion ist die Vorbereitung für eine Handlung oder geplante Aktivität. Dabei handelt es sich um eine chemische Reaktion in unserem Gehirn, welche einige physikalische Reaktionen hervorruft, die sichtbar sein können. Häufig erhöht sich die Frequenz unseres Herzschlags, der Blutdruck steigt, die Atmung wird tiefer, wir erbleichen oder erröten, ziehen Grimassen, und häufig reagiert unser ganzer Körper. Ein Gesicht bleibt nicht lange rot, doch die Emotion empfinden wir weiterhin, sie kann Tage oder Wochen lang anhalten.

Zurzeit entsteht auf der Welt eine neue Wissenschaft, die sich der Erforschung von Emotionen widmet. Ausgangspunkt dieser Neurowissenschaft der Emotionen ist die Tatsache, dass es sich um einen komplexen mentalen Prozess handelt, der aus vielen kaskadierenden Phasen besteht. Das Entstehungszentrum von

Emotionen ist das Gehirn, jedoch in Interaktion mit peripheren Nerven- und Muskelstrukturen. Die Wirkung bestimmter Emotionen auf eine bestimmte Person ist individuell. Der eine bricht wegen jeder Kleinigkeit in Tränen aus, ein anderer fast nie. Deshalb ist es wichtig zu lernen, Emotionen zu kontrollieren und zu lenken, was nicht allzu schwierig ist, wenn wir ihre Natur begreifen.

Emotionen sind beim Menschen im Laufe der Evolution als Anpassung an Gefahren entstanden. Das Gefühl der Angst hat dem Menschen geholfen, Feinde zu erkennen und sich auf die Verteidigung vorzubereiten. Das Gefühl der Liebe wurde zum Lebenssinn und Ziel menschlicher Wesen. Heute wissen wir, dass unser Gedächtnis Emotionen mit Reizen verbindet, die nicht primär eine einzelne Emotion hervorrufen. Wenn wir einmal von einem Hund gebissen werden, empfinden wir bei jeder folgenden Begegnung mit einem Hund Angst, auch wenn es sich nicht immer um einen aggressiven Hund handelt. Auf die gleiche Art können wir auch positive Emotionen programmieren. Einen angenehmen Spaziergang mit einer uns lieben Person können wir erneut durchleben, wenn wir eine identische Landschaft betrachten. Ein besonderes Essen oder eine Unternehmung, bei der wir uns verlieben, lässt uns bei einer Wiederholung die gleiche Ekstase erleben. Es ist ein Lernprozess, in dessen Verlauf eine psychologische Verbindung zwischen äußeren Reizen und Emotionen hergestellt wird.

Da für die Entstehung von Emotionen die Bildung von Neurotransmittern unabdingbar ist, benötigen wir spezifische Nahrungsmittel, die deren Synthese ermöglichen.

So wird das Zink aus Meeresfrüchten das Enzym für die Serotoninsynthese unterstützen, und es wird leichter ein Gefühl der Verliebtheit entstehen. Auf diese Art können wir bei jeder folgenden Begegnung mit diesen Reizen die in der ersten Begegnung erlernten Emotionen wiederholen. Wenn es dabei um Angst ging, werden sich unsere Muskeln erneut zusammenziehen und uns auf eine Aktion vorbereiten, unsere Pupillen werden sich weiten, da Angst die „Augen groß" macht, unser Herz wird schneller schlagen, der Blutdruck wird steigen, und unsere Haut wird blass, weil das Blut dorthin fließt, wo es in diesem Moment gebraucht wird, in die Extremitäten. Der Organismus befindet sich im Stress, und wenn sich dieser Zustand häufig wiederholt, kommt es zu vielen Krankheiten. Wir müssen das Lernen positiver Emotionen entwickeln, um unsere Lebensqualität und -erwartung zu verbessern.

3
Emotionen und ihr Zyklus

Zyklus heißt Fortschritt.
Fortschreiten heißt fallen.

Emotionale Zyklen entstehen in der menschlichen Psyche und sind nur zeitweise von äußeren Reizen abhängig. Sie sind mit Wach- und Schlafzuständen verbunden, die gegen äußere Umstände autonom sind, wie zum Beispiel Sonnenlicht, künstliches Licht oder Geräusche, ebenso wenig hängen sie von der Temperatur der Umgebung ab. Wir unterscheiden emotionale Zyklen, die sich über ein Jahr erstrecken, und solche, die an einem Tag innerhalb von 24 Stunden ablaufen und eine enge Verbindung zu Wach- und Schlafphasen haben. Eine Volksweisheit, die besagt, das Frühjahr sei die Zeit, sich neu zu verlieben, erhält so ihre Bestätigung auch durch neurobiologische Interpretation. Der Winter ist nämlich die Zeit des verlangsamten Stoffwechsels, einige Tiere halten Winterschlaf, die Nacht ist länger. Wenn dann aber die Tage länger, wärmer und heller werden, erwachen die Pflanzen. Unabhängig von äußeren Bedingungen erleben Säugetiere in den Frühlingsmonaten eine Zeit intensiver Gehirnaktivität. Das Frühjahr ist für den Menschen also eine Zeit für amouröse, aber auch für geschäftliche Aktivitäten.

Es gibt vier Jahreszeiten, genauso wie es vier Grundemotionen gibt. Es ist anzunehmen, dass die Emotion des Glücks in hellen und warmen Monaten, im Frühjahr und Sommer, intensiver ist, und das Gefühl von Niedergeschlagenheit in den kälteren und dunkleren Jahreszeiten vorherrscht, im Herbst und Winter. Die emotionalen Tageszyklen weisen eine enge Verbindung zu unseren Esszyklen auf, was eindeutig von der Art der Nahrung, die wir zu uns nehmen, abhängt. Eine Rolle in den emotionalen Tageszyklen spielt auch die Hormonausschüttung oder die Einnahme von Medikamenten oder Drogen. Die Körpertemperatur ändert sich über den Tag, morgens ist sie am niedrigsten, abends am höchsten. Die Differenz beträgt ungefähr 0,5 °C und entspricht der Aufteilung des Tages in Abschnitte von jeweils sechs Stunden.

Wieder gibt uns die Natur die Zahl vier vor und wir können sagen, dass Mitternacht auf der emotionalen Landkarte im Zeichen des Elements Luft und der Emotion Glück steht. Vielleicht gehen die Menschen deshalb abends auf Feiern und haben nachts Sex. Der Morgen steht im Zeichen des Feuers, weil unser Stoffwechsel erwacht und wir die Motoren unseres Körpers anwerfen, unbedingt unter Verwendung von Treibstoff in Form eines Frühstücks, um den ganzen Tag auf den Beinen bleiben zu können. Mittag ist die Zeit des Aufwärmens für unseren Körper, wenn er die mittlere Betriebstemperatur erreicht, und steht im Zeichen des Elements Erde und der Emotion Trauer. Wir nähern uns dem Abend, die Körpertemperatur steigt auf die Spitze, und wir müssen uns langsam auf die Abkühlung des Organismus vorbereiten, beziehungsweise auf die Entspannung von Körper und Geist. Deshalb steht dieser Abschnitt des Tages im Zeichen des Elements Wasser und des Gefühls physiologischer Niedergeschlagenheit, die uns auf den Schlaf vorbereitet. Können wir diese emotionalen Tageszyklen selbst justieren?

Der Mensch als zivilisiertes Wesen beeinflusst bewusst und unbewusst diese Abläufe, zum Beispiel ist das Mittagessen jeden Tag zur selben Zeit. Mit einer Änderung dieses festen Termins können wir unseren Tagesrhythmus verändern. Manche Menschen beenden jeden Tag zur gleichen Zeit die Arbeit, was natürlich eine variable Kategorie darstellt, vielleicht nicht im Einflussbereich jedes Einzelnen, aber in jedem Fall veränderbar. Was wir nicht ändern können und was den größten Einfluss auf den Tagesrhythmus hat, ist das Sonnenlicht. Bekanntermaßen treten im Winter Depressionen häufiger auf, was den Einfluss von Sonnenlicht auf unsere Gehirnaktivitäten beweist. Die biologische Uhr des Menschen ist nicht perfekt, sie ist um 30 bis 45 Minuten verstellt.

Wenn der biologische Tag genau 24 Stunden hätte, würden wir immer zur gleichen Zeit aufwachen, doch in der Realität würden wir alle gerne länger schlafen. Das Gleiche geschieht bei Interkontinentalflügen. Wenn wir nach Westen fliegen ist es unproblematisch, weil wir in diesem Fall länger schlafen. Wenn wir aber nach Osten reisen, fehlt uns immer Schlaf, weil wir früher aufstehen müssen, als wir es gewohnt sind. Deshalb spüren wir Müdigkeit, Schläfrigkeit, Niedergeschlagenheit und Lustlosigkeit, was man auch als Jetlag bezeichnet, oder als Krankheit, hervorgerufen durch Interkontinentalflüge.

4

Die Chemie der Emotionen

Enzyme beschleunigen chemische Reaktionen.

Chemie erzeugt Gefühle.

Neurotransmitter sind biochemische Stoffe, die von einer Nervenzelle produziert und in einem einzigartigen Vorgang in den Raum zwischen zwei Nervenzellen ausgeschüttet werden. In diesem Zwischenraum verbindet sich der Neurotransmitter mit speziellen Rezeptoren auf der Oberfläche der anderen Nervenzelle und verursacht eine bestimmte Reaktion.

Heutzutage kennen wir eine ganze Reihe von Transmittern, die neun bekanntesten sind Acetylcholin, Glutamat, GABA, Glyzin, Serotonin, Dopamin, Noradrenalin, Adrenalin und Histamin. Sie alle werden in unserem Körper aus Substanzen hergestellt, die wir über die Nahrung aufnehmen müssen. Wenn unsere Ernährung arm an Substanzen ist, die für die Synthese eines bestimmten Transmitters benötigt werden, ist folgerichtig auch die Emotion schwächer, die von diesem Transmitter unterstützt wird.

Für die vier grundlegenden menschlichen Emotionen Trauer, Glück, Niedergeschlagenheit und Wut, sind vor allem vier Transmitter zuständig, und zwar Serotonin, Dopamin, Noradrenalin und GABA. Alle chemischen Verbindungen im Körper, so auch die Transmitter, werden mit Hilfe von Enzymen gebildet. Enzyme sind Verbindungen, die bestimmte chemische Reaktionen ermöglichen und beschleunigen. Der Großteil der Enzyme, die die Reaktion der Synthese von Transmittern beschleunigen, befindet sich innerhalb der Nervenzellen, d. h., sie sind zytosolisch. Befindet sich in einer Nervenzelle also ein Enzym, das für die Synthese eines bestimmten Transmitters zuständig ist, so entscheidet dieses Enzym über den Charakter der Zelle innerhalb des Nervensystems.

Die Aminosäure Glutamat ist ein wichtiger Neurotransmitter im Gehirn. Sie wird von einer Nervenzelle in den Zwischenraum freigesetzt und verbindet sich mit einer anderen Nervenzelle. An dieser anderen Nervenzelle verursacht sie Veränderungen auf der Membran, die durchlässig wird für Natrium- und Kalziumionen. Diese Ionen verändern die elektrische Spannung auf der Nervenzelle und somit ihre Aktivität. Doch nicht alle Rezeptoren des Glutamats sind gleich. Einige erwarten die Freisetzung eines Magnesiumions in den Zwischenraum, bevor sie die Kalziumionen aufnehmen, die bestimmte Gehirnaktivitäten auslösen.

GABA, oder Gamma-Aminobuttersäure, ist eine Aminosäure, die aus Glutamat gewonnen wird. Im Gehirn ist sie ein inhibitorischer Transmitter, während im Knochenmark die Aminosäure Glyzin diese Funktion übernimmt. GABA und Glyzin binden sich an den gleichen Empfänger oder Rezeptor der Nervenzelle. Hier binden sich auch die Aminosäuren Taurin und Beta-Alanin an. Sie verursachen eine höhere Durchlässigkeit der Zelle für Kalium, was zu einer bestimmten Aktivität der Nervenzellen im Gehirn führt. Bananen zum Beispiel sind reich an Kalium. Auch einige Medikamente, die auf das zentrale Nervensystem wirken, binden sich in besonderer Weise an die Rezeptoren für GABA.

Das sind Benzodiazepine, zu denen Apaurin und Praxiten gehören, die bekanntesten Beruhigungsmittel beziehungsweise Antidepressiva. Daher stammt auch ihre Bezeichnung Anxiolytika, da sie Ängstlichkeit, Angst und Niedergeschlagenheit lösen. Das Geschlechtshormon Progesteron verändert die Eigenschaften des GABA-Rezeptors, was Auswirkungen auf die erhöhte Durchlässigkeit für Kaliumionen hat. Das kann die wechselnden Stimmungslagen von Frauen während des menstruellen Zyklus erklären, auch im Hinblick darauf, dass sich die Menge an Progesteron im Körper der Frau verändert.

Acetylcholin ist ein Neurotransmitter, der die Kommunikation zwischen Muskel- und Nervenzellen unterstützt. Er spielt an der Peripherie des Nervensystems eine wichtige Rolle für Körperbewegungen, die Herztätigkeit und den Blutdruck, weil er die Kontraktion von Blutgefäßen beeinflusst, Schweißproduktion ermöglicht und durch seine Wirkung auf die Magendrüsen Einfluss auf Darmbewegungen und eine geregelte Verdauung hat. Im Gehirn hat das Acetylcholin Aufgaben in Lern- und Erinnerungsprozessen.

Serotonin entsteht aus der Aminosäure Tryptophan, Histamin aus der Aminosäure Histidin und Dopamin, Noradrenalin und Adrenalin aus der Aminosäure Tyrosin. Die Synthese von Serotonin wird durch das Enzym Tryptophan-Hydroxilase unterstützt, das wiederum unter dem Einfluss von Zink steht. Deshalb können zinkreiche Nahrungsmittel für die Entstehung von Serotonin wichtig sein. Auf den Nervenzellen gibt es drei Arten von Serotoninrezeptoren. An eine Art binden halluzinogene Drogen, die dem Organismus zugeführt werden, zum Beispiel LSD, und lösen ein Gefühl von Euphorie aus. Serotonin könnte also ein Transmitter sein, der die Erzeugung von Glücksgefühlen unterstützt.

Unsere Stimmung können wir auf eine weitere Art und Weise heben, und zwar, indem wir freie Neurotransmitter möglichst lange in den Räumen zwischen den Nervenzellen halten, damit sie diese unaufhörlich reizen können. Auf diese Art funktionieren Amphetamine, sie rufen so ein permanentes Gefühl der Euphorie hervor.

Kokain hemmt die Aufnahme von Dopamin und Noradrenalin aus den Zwischenräumen in die Nervenzellen, wo sie abgebaut werden, so dass sie beständig eine unnatürliche Wirkung aufs Gehirn haben und die Droge den erwünschten Effekt beim Konsumenten zeigt. Ähnlich wirken auch einige Medikamente gegen Depression, einen Zustand von unnatürlich lang anhaltender Bedrücktheit. Diese Medikamente halten alle drei Neurotransmitter in den Zwischenräumen, so dass Dopamin, Noradrenalin und Serotonin die Nervenzellen im Gehirn wesentlich länger reizen und die Stimmung einer Person verändern.

5
Es gibt nur ein Glück

Glück ist bescheiden.
Es ist nicht viel nötig, um glücklich zu sein.

Für das Gefühl Glück ist der Neurotransmitter Serotonin verantwortlich, dessen Konzentration im Gehirn durch bestimmte Medikamente erhöht wird, die Antidepressiva genannt werden. Psychiater wissen, dass von Beginn der Einnahme eines Mittels gegen das Gefühl der Bedrücktheit drei Wochen vergehen, bis sich im Gehirn eine ausreichende Menge an Serotonin gesammelt hat. Anders gesagt, das Medikament wirkt verzögert, und wenn die Wirkung einsetzt, muss man es nach heute gültigen medizinischen Algorithmen mindestens sechs Monate lang einnehmen, um die Depression zu heilen, denn es handelt sich dabei um eine schwere Erkrankung, deren Diagnose nur von einem erfahrenen Arzt getroffen werden kann.

Heutzutage werden Antidepressiva häufig missbräuchlich verwendet, weil verantwortungslose Ärzte sie als Abnehmkur verschreiben, was eine falsche Herangehensweise ist. Übergewicht ist eine Krankheit, die durch übertriebenen Genuss kalorienreicher Lebensmittel entsteht, wodurch es im Körper zu einem Überschuss an Energie kommt, die in Form von Fettablagerungen gespeichert wird. Durch übermäßigen Energieverbrauch zum Beispiel für körperliche Aktivitäten, die viel Energie erfordern, werden auch die Fettreserven genutzt und der Mensch nimmt ab. Durch Hungern können wir das gleiche Ergebnis erzielen.

Doch aus zwei Gründen kommt man nicht so leicht zu diesem Ergebnis. Der erste ist, dass ein gesunder Körper einen gesunden Appetit hat, und es ist schwer, dem Drang nach Essen zu widerstehen, auch wenn sorgfältig ausgewählte Nahrungsmittel die Freude und Schönheit eines biegsamen, aus Muskeln aufgebauten Körpers schenken. Der andere Grund liegt im sogenannten „Jojo-Effekt". Als Anpassung an die neue Hungersituation reagiert unser Körper mit verringertem Körperumsatz, beziehungsweise mit einer speziellen Hibernation, in der alle chemischen Prozesse im Körper verlangsamt ablaufen.

Wenn alle chemischen Prozesse im Körper verlangsamt sind, brauchen wir wesentlich weniger Energie, und so verlieren wir trotz verringerter Nahrungsaufnahme nur wenig oder gar nicht an Gewicht, denn der Körper denkt, er müsse sich an die verringerte Nahrungsmenge anpassen. Deshalb sind die heute modernen Diäten mit reduzierter Nahrungsmenge erfolglos oder ihr Ergebnis nur von kurzer Dauer, denn nachdem man das Hungern beendet und wieder normal zu essen beginnt, nimmt man extrem zu, weil der Organismus, der sich auf einen minimalen Energieverbrauch eingestellt hat, mit einer ungewohnten Menge an Nahrung zugeschüttet wird. In dieser neuen Situation empfindet der Körper den Nahrungsüberfluss als übermäßige Energie, die in Form von Fettgewebe gespeichert wird, und man nimmt zu, obwohl man normale Mengen zu sich nimmt.

Heutzutage sind Zeitschriften, die sich mit Gesundheit beschäftigen, voller Tabellen, die Nahrungsmittel nach Kalorienwerten trennen, als wäre unser Körper ein Automobil, für das es nur auf die Oktanzahl des verwendeten Treibstoffs ankommt.

Der menschliche Organismus ist ein komplexes System mit nur einem Kontrollorgan, das alle Untersysteme unseres Körpers steuert, und es sitzt in unserem Kopf. Den Körper als Tank eines Gerätes zu verstehen, ist eine zu einfache Herangehensweise, um zu Ergebnissen zu gelangen. Wesentlich komplexer, aber effektiver ist es, auf den zentralen Teil des Körpers einzuwirken – das menschliche Gehirn.

6

Trauer, Niedergeschlagenheit und Wut sind zu dritt

Trauer ist nicht allein.
Einsame Trauer geht schnell vorbei.

Wut ist eine Emotion, die Schärfe assoziiert. Und wenn Schärfe nur eine höhere Stufe von Säure ist, kann man leicht schlussfolgern, welche Nahrungsmittel wir wählen, wenn wir diese Emotion empfinden. Kefir, Joghurt, Käse und Milch sind basisch, von saurem Geschmack und enthalten daneben Bestandteile, aus denen im Gehirn GABA entsteht, das ein Neurotransmitter ist, der im Gehirn eine inhibitorische Rolle spielt, also hemmt oder beruhigt, wir können sogar sagen: entspannt. In der Volksmedizin heißt es bei unseren Großmüttern, eine Tasse Milch vor dem Schlafen beruhige und erleichtere das Einschlafen. Von Natur aus hat Milch eine hypnotische Wirkung, beziehungsweise die Wirkung eines Arzneimittels gegen Schlaflosigkeit, da sie die Synthese von GABA im Gehirn unterstützt, und je mehr GABA, desto ruhiger und entspannter ist der Mensch. Die Entspannung überwindet allmählich die Wut, wenn wir unseren Geist klug mit ausgewählten Nahrungsmitteln versorgen. Um aber zu wissen, wie und durch was wir Wut überwinden, müssen wir Wissen einsetzen, dass wir durch das Lesen dieses Buches erlangen. Wut ist eine Emotion, die manchmal durch soziale Bedingungen beeinflusst wird, und ihre Intensität hängt davon ab, welche Stellung wir in der gesellschaftlichen Hierarchie einnehmen. Doch unabhängig davon, auf welcher Stufe der gesellschaftlichen Leiter wir uns befinden, und auch wenn wir unsere Wut nicht offen äußern dürfen, können wir diese Emotion lenken und ihr Auftreten in unserem Gehirn durch positive Emotionen abschwächen, indem wir Nahrungsmittel zu uns nehmen, die Ausgangsstoffe für die Produktion von GABA beinhalten, das positiven Gefühlen vorausgeht.

Niedergeschlagenheit ist eine Emotion, die nah verwandt ist mit Trauer, aber schwerwiegender als diese. Wenn wir neben Trauer auch unseren Antrieb verlieren, werden wir lustlos oder niedergeschlagen. Man kann auch ohne Trauer lustlos oder niedergeschlagen sein, doch häufig gehen beide Gefühle miteinander einher. Noch gefährlicher ist es, wenn sich Wut auf sich selbst dazugesellt, insbesondere, wenn diese drei Komponenten negativer Gefühle gemeinsam auftreten. Diese Gefühle haben einen synergetischen Effekt von Destruktion auf die menschliche Psyche und man darf auf keinen Fall zulassen, dass sie längere Zeit anhalten, da sich andernfalls eine der schwersten Krankheiten unserer Zeit entwickeln kann – eine Depression.

Ihrer Verbreitung und Prävalenz nach steht die Depression weltweit an zweiter Stelle aller Krankheiten, gleich hinter Herz- und Blutgefäßerkrankungen. Nach Schätzungen der Weltgesundheitsorganisation könnte Depression in ungefähr zehn Jahren die am häufigsten auftretende Erkrankung in der modernen Welt sein. Die Depression und ihre Heilung gehören in den Wirkungskreis von erfahrenen Psychiatern, die in jedem spezifischen Fall eine geeignete Therapie empfehlen, welche für den Patienten zum gewünschten Ergebnis führt. Was wir tun können, ist zu verhindern, dass die Voraussetzungen für diese Krankheit entstehen. Diese vermögen ein Nährboden für die Entstehung von Niedergeschlagenheit zu sein, die wiederum bei länger anhaltender Dauer der erste Schritt zur Depression sein kann. Trauer ist ein normaler Prozess, den jeder Mensch nach einem bestimmten traurigen Ereignis durchläuft. Sie dauert eine bestimmte Zeit und häufig haben wir keine Lust zu irgendeiner Aktivität, dennoch erledigen wir die Aufgaben unseres Alltags bei der Arbeit und in der Familie, was bedeutet, dass wir ein gesunder Mensch sind. Wir brauchen nur etwas Zeit, damit die Trauer von alleine vergeht, und ihren Platz einer heiteren Stimmung überlässt. So wie auf jeden Regen irgendwann die Sonne folgt, wird auch die Trauer irgendwann der Freude weichen. Doch die Rückkehr zur Lebenslust bzw. die Dauer der niedergeschlagenen antriebslosen Zeit können wir verkürzen, indem wir unser Gehirn über die Nahrungsaufnahme mit ausreichend Stoffen versorgen, aus denen der Neurotransmitter Noradrenalin gebildet wird, der Aktivität unterstützt.

Im Zustand der Antriebslosigkeit ist dieser Transmitter willkommen und kann zum Schutzengel unserer seelischen Harmonie werden, doch wenn gleichzeitig Wut entsteht, ist er weniger wünschenswert. Im Zustand der Wut ist Noradrenalin schon im Überfluss vorhanden, und wenn eine bestimmte Menge überschritten wird, kann Wut in Aggression umschlagen.

Wenn wir Wut empfinden, sollten wir Speisen vermeiden, die aus rotem Fleisch zubereitet werden, da sie zu viele Ausgangsstoffe für Noradrenalin enthalten, im Zustand der Antriebslosigkeit aber sind solche Speisen zu empfehlen, damit im Gehirn die Synthese desjenigen Transmitters angeregt wird, der eine aktive und positive Lebenseinstellung unterstützt. Bei Personen mit nachlassender

Niedergeschlagenheit besteht die Notwendigkeit einer Ernährung mit erhöhtem Proteinanteil, weil beachtet werden muss, dass die Phase der Niedergeschlagenheit meist mit Appetitlosigkeit einhergeht, und daher ist es vorteilhaft, verstärkt Baustoffe unseres Körpers einzunehmen, insbesondere Proteine, die vor allem in Fleisch enthalten sind.

7
Vier Emotionen für vier Elemente

Die Welt hat vier Ecken.
Das Leben hat vier Gefühle.

E s gibt vier Himmelsrichtungen, das haben wir schon in der Schule gelernt.

„Wie heißen die vier Himmelsrichtungen?", fragt die Lehrerin den kleinen Hans, und er antwortet: „Norden, Süden, Osten und Westen."

Warum sind es genau vier, warum sind es nur vier?

Diese Frage ist schon schwieriger.

„Aus welchen Grundelemenen besteht die Welt?", fragte die Lehrerin Aristoteles vor vielen tausend Jahren, und er antwortete: „Erde, Luft, Wasser und Feuer."

Warum sind es vier und nicht beispielsweise neun? Diese Frage ist schon schwieriger.

„Welches sind die vier Grundelemente, aus denen die Welt besteht?", fragt der Professor den Medizinstudenten, und der antwortet: „C – Kohlenstoff, N – Stickstoff, H – Wasser, O – Sauerstoff." Warum sind es nur vier, wenn doch das Leben so komplex ist? Diese Frage ist schon schwieriger.

Die vier grundlegenden Emotionen kennt nicht jeder Schüler oder Student, und damit kommen wir zu der Erkenntnis, dass in unserem Bildungssystem nur wenig Zeit in die Erforschung der seelischen Materie investiert wird. Die materielle Materie steht nicht nur im Zentrum unseres Bildungssystems, sondern auch unseres Lebens, und somit ist es uns am Wichtigsten zu lernen, wie man materielle Reichtümer erwirbt. Niemand bringt uns bei, wie man zu geistigem Wohlstand gelangt und ihn bewahrt. Alle vier Emotionen stellen den geistigen Reichtum dar, und nach der Trauer muss man Glück empfinden und Wut nach der Niedergeschlagenheit, um die Vielfalt der Emotionen zu erleben, die unser Leben bereichern. So wie es auf der Weltkarte kein Zentrum gibt, weil die Erde rund ist, so gibt es auch auf der emotionalen Landkarte keine zentrale Emotion, jede ist gleich wichtig und jede macht das Leben wirklich. Da es vier Emotionen gibt, ebenso wie es vier Elemente gibt, die die chemische Struktur des Lebens bilden, so ist jedes Element für die Entstehung und Bewahrung je einer Emotion zuständig.

Glück könnte die Emotion des Sauerstoffs (O) sein, der uns das Leben schenkt, und nach historischen Lehren ebenso die Emotion des Elementes Luft darstellen. So sagt man heute, ein Mensch sei im siebten Himmel, und meint damit, dass er unermesslich glücklich ist. Medizinisch gesehen reagiert unser Gehirn am empfindlichsten auf den Mangel an Sauerstoff und schon nach wenigen Minuten Anoxie oder Sauerstoffentzug sind Nervenzellen oder Neuronen irreparabel geschädigt. Deshalb ist Sauerstoff das wichtigste Element und Glück die schönste Emotion, die dem Element Luft entspricht, denn wenn wir glücklich sind, haben wir das Gefühl zu schweben. Trauer wäre die Emotion des Elements Kohlenstoff (C), des wichtigsten Bausteins für Kohlenhydrate, die außer dem Körper Energie für seine täglichen Aktivitäten zu verleihen, auch die nötige Energie liefern, um aus einer Phase der Trauer in die weitaus wünschenswertere Phase des Glücks zu gelangen. Nach alten Erkenntnissen gehört die Trauer zum Element Erde, was bedeutet, dass traurige Menschen fest auf der Erde stehen und nicht dazu neigen, auf einer Wolke des Glücks zu schweben, so sehr sie dies auch wünschen mögen. Wir sind alle auf der Suche nach Glück, doch nur wenige können es erreichen. Eine kohlenhydratreiche Ernährung erleichtert die Entstehung von Serotonin im Gehirn und damit die Entstehung von Glück. Auch wenn traurige Menschen nie Artikel über die Neurobiologie des Glücks gelesen haben, greifen sie instinktiv nach süßen Nahrungsmitteln, die aus Kohlenhydraten besteht. Es scheint, dass der menschliche Instinkt ein weiser Hüter unseres Glücksgefühls ist.

Wut könnte die Emotion des Elements Feuer und des Elements Wasserstoff (H) sein. Wenn wir auf dem Gesicht einer Person Wut sehen, sagen wir, sie sei sauer. Heute wissen wir auch, dass saure Nahrungsmittel wie Joghurt, Kefir, Milchprodukte, die primär sauer sind, beruhigend wirken, weil sie im Gehirn die Produktion inhibitorischer Substanzen anregen, die beruhigend wirken. Wut oder Feuer in unserer Stimmung werden nicht mit Wasser, sondern mit Milch gelöscht, auch wenn Milch, Joghurt, Käse oder Kefir zu großem Teil aus Wasser bestehen. Auf diese Weise nähern wir uns vielleicht dem alten Spruch „Wasser aufs Feuer".

Die Emotion Niedergeschlagenheit könnte dem Element Stickstoff (N) und nach der alten Einteilung der Welt in vier Elemente (Feuer, Wasser, Erde und Luft) dem Element Wasser entsprechen.

Ist Feuer heiß, so ist Wasser das Gegenteil und kalt, so wie die Niedergeschlagenheit das Gegenteil von Wut ist. Wenn wir niedergeschlagen sind, mangelt es uns vielleicht an Proteinen, und

Stickstoff ist das wichtigste Element im Aufbau der Aminosäuren, aus denen Proteine bestehen. Sie kommen am häufigsten in Fleischgerichten vor, die vorwiegend salzig sind.

Alle genannten Aspekte in Betracht ziehend, habe ich eine emotionale Landkarte entwickelt, die kurz und übersichtlich einen Überblick über die Natur von Emotionen und ihre Querverbindungen zu Ernährung und anderen Einflussfaktoren gibt.

8

Die Landkarte der Emotionen

Karten sind Wegweiser.
Wegweisern soll man folgen.

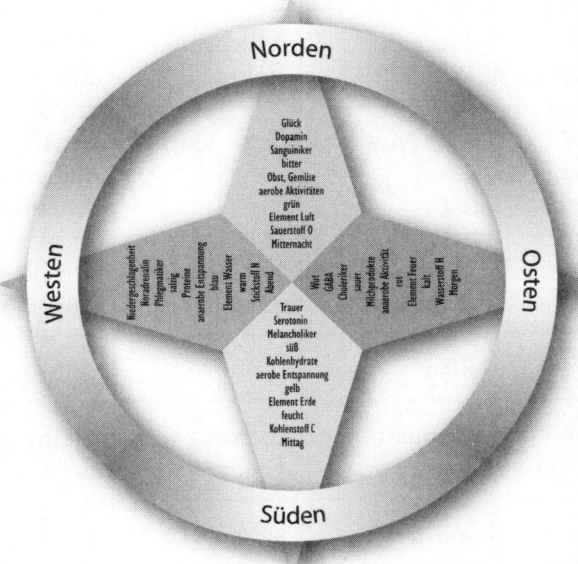

Die Landkarte der Emotionen erscheint auf den ersten Blick komplex, weil auch unsere Emotionen komplex sind und von einer Reihe Elemente abhängen, die in der Landkarte verzeichnet sind. Wer sich aber etwas intensiver mit der Karte beschäftigt und über die erkennbaren Wegweiser nachdenkt, wird erkennen,

Emotionen in der Übersicht

Glück	Niederge-schlagenheit	Wut	Trauer
Dopamin	Noradrenalin	GABA	Serotonin
Sanguiniker	Phlegmatiker	Choleriker	Melancho-liker
bitter	salzig	sauer	süß
Obst, Gemüse	Proteine	Milchpro-dukte	Kohlen-hydrate
Musik: schneller Rhythmus	leise Musik	laute Musik	Musik: langsamer Rhythmus
aerobe Aktivität	anaerobe Entspannung	anaerobe Aktivität	aerobe Entspannung
grün	blau	rot	gelb
Element Luft	Element Wasser	Element Feuer	Element Erde
trocken	warm	kalt	feucht
Element Sauerstoff O	Element Stickstoff N	Element Wasserstoff H	Element Kohlenstoff C
Mitternacht	Abend	Morgen	Mittag

dass sie sehr einfach und logisch aufgebaut ist, da sie sich nach natürlichen Gesetzmäßigkeiten richtet, die sich durch Beobachtung und logisches Denken erschließen. Da die Karte auf den weisen Erkenntnissen des berühmten und anerkannten Aristoteles aufbaut, ist es nicht ausgeschlossen, dass jeder neue Betrachter neue Erkenntnisse daraus zieht und sie gemäß den Erfahrungen mit den eigenen Emotionen weiterentwickelt. So kann jeder Leser dieses Buches eine Karte seiner eigenen Emotionen entwerfen. Die Karte ist universell, aber auch individuell, denn auch der Mensch ist universell, als Individuum aber einzigartig.

In jedem Quadranten der Karte befinden sich 12 Begriffe, die spezifisch für jede der vier Emotionen sind. Da 12 das Produkt der Zahlen drei und vier ist, und nicht von vier und vier, wie es der Anzahl der Emotionen entsprechen würde, gibt es folgende Annahme: Entweder gibt es vier weitere noch unentdeckte Determinanten für jede Emotion oder aber jede Einheit besitzt ein eigenes Programm für die Entstehung einer bestimmten Emotion oder die eigenen Erfahrungen und Verhaltensmuster mit und in einer emotionalen Situation werden eingebaut, um dann erinnert und zum Wegweiser für ein erneutes Durchleben des Erlebten zu werden.

Es ist allgemein bekannt, dass der Neurotransmitter Serotonin für Glücksgefühle verantwortlich ist. Wenn Serotonin fehlt, entsteht Trauer, deshalb ist während dieser Emotion das erwähnte Serotonin von entscheidender Bedeutung, denn um Trauer zu überwinden, muss die Serotoninkonzentration erhöht werden. Für das Gefühl von Glück ist Dopamin wichtiger.

Der Glückszustand entspricht vor allem dem Charaktertyp des Sanguinikers. Bitterer Geschmack weckt diese Emotion, und wir finden ihn in Obst und Gemüse und die Farbe, die diesen Zustand unterstützt, ist grün. Musik mit schnellem Rhythmus und aerobe

Aktivitäten an der frischen Luft, die den Körper mit Sauerstoff versorgen, sind die Erklärungen für die anderen charakteristischen Elemente. Luft ist trocken, und Mitternacht steht im Zeichen der Elemente des Quadranten Glück.

Trauer entspricht dem Charaktertypus des Melancholikers, und mit süßem Essen, das Kohlenhydrate enthält, schwächt man das Gefühl der Trauer ab. Wenn wir traurig sind, hören wir leise Musik und bewegen uns langsam an der frischen Luft. Die Farbe Gelb holt uns aus der Trauer heraus und das Element Kohlenstoff dominiert in der Zusammensetzung von Kohlenhydraten. Zur Erde passt feucht und der Mittag ist der traurige Teil des Tages.

Wut charakterisiert den Choleriker und der Neurotransmitter GABA beruhigt die Wut im Gehirn. GABA ist in Milchprodukten vorhanden, und diese sind von Natur aus sauer. Laute Musik und körperliche Anstrengung lassen Wut verfliegen, und Rot unterstützt sie. Im Zeichen des Feuers wird Wut mit kalter Atmosphäre gelöscht. Wut dominiert morgens.

Phlegmatiker neigen zu Niedergeschlagenheit. Sie brauchen verstärkt den Neurotransmitter Noradrenalin. Proteinreiche Kost wie Fleisch und Schinken ist meist salzig und mildert ebenso wie leise Musik und Gymnastik dieses Gefühl ab. Die Farbe Blau und das Element Wasser sowie Wärme stehen im Zeichen der Niedergeschlagenheit. Das Element Stickstoff ist Baustoff für Proteine, und der Abend ist der Teil des Tages, an dem wir meist antriebslos sind.

9
Ernährung nach Gefühl

Nahrung gibt Leben.
Leben erzeugt Gefühle.

Nach den Grundregeln der Ernährungslehre soll man dem Körper verschiedenartige Nahrungsmittel zuführen. Viele Diäten sind falsch, weil sie dem Körper einzelne Nahrungsmittel oder bestimmte Komponenten vorenthalten. Für gesundes Wachstum und eine gesunde Entwicklung des Körpers, dabei denke ich auch an seine alltägliche Erneuerung und Regeneration, benötigen wir eine abwechslungsreiche Ernährung. Die Erneuerung und Regeneration von Nervenzellen ist ein normaler physiologischer Prozess, da einige Teile unseres Körpers altern und verfallen, doch die Natur hat unseren Körper mit einem genialen Mechanismus ausgestattet, der alte Zellen durch neue und junge ersetzt und austauscht, so dass wir uns länger jung fühlen und so aussehen, wenn wir unseren Körper mit denjenigen Komponenten versorgen, aus denen er neue Zellen synthetisieren kann. Grundlegende Bedingung für Gesundheit und junges Aussehen ist die Versorgung des Körpers mit allen Ernährungselementen in angemessener Menge. Es gibt also keine richtige Proteindiät, zumindest keine langfristige, weil während einer solchen Diät der Körper nicht alle nützlichen Stoffe erhält, das sind neben Proteinen auch Kohlenhydrate und Fette, die man in der empfohlenen Menge 10-60-30 zu sich nehmen sollte. Jede Diät, die sich nicht an diese Regel hält, ist schädlich für unsere Gesundheit und kann aus dem einfachen Grund nicht empfohlen werden, dass sie unseren Körper nicht mit den nötigen Nährstoffen versorgt. Vitamine und Mineralstoffe sind nötig, weil mit ihrer Hilfe Proteine, Kohlenhydrate und Fette in richtigen und effektiven chemischen Prozessen mit möglichst wenigen, für die Funktion des Organismus schädlichen, Nebenprodukten eingebaut und genutzt werden. Auch Wasser benötigen wir in ausreichender Menge, damit es im Körper seine Schutzfunktion erfüllen kann, primär bei der Entgiftung oder Reinigung des Körpers von den toxischen Stoffen, die in unserem Körper entstehen.

Wenn wir die zyklischen Veränderungen unseres Körpers kennen, die unter dem Einfluss von Hormonen und Neurotransmittern stattfinden, die wiederum von äußeren Bedingungen beeinflusst werden, und wenn wir unsere Ernährung diesen normalen Veränderungen anpassen, dann können wir unserem Organismus helfen, dass er anstandslos funktioniert, nur wenig Schadstoffe produziert, und wenn er es doch tut, diese Schadstoffe schnell wieder ausscheidet. Auf diese Weise können wir länger ein junges Aussehen behalten. Dies sind mehr oder weniger bekannte Tatsachen, weitgehend unbekannt ist die Physiologie menschlicher Gefühle, die zur Natur jedes Lebewesens gehören, auch der Tiere, die in einem bestimmten Gefühlszustand auf die Suche nach einem bestimmten Futter gehen, das ihr spezifisches Gefühl nähren wird. Da unsere Gefühle verschiedenartig sind, sollte natürlich auch unsere Ernährung gemäß den Emotionen abwechslungsreich sein und weder Körper noch Seele Nährstoffe vorenthalten.

Den Tag sollte man mit einer Mahlzeit beginnen, die auf Milchprodukten basiert, weil wir beim frühen Aufstehen, die „physiologische Wut unseres Geistes" spüren. Wenn wir später aufstehen und ausgeschlafen sind, sollten wir zur Milch Kohlenhydrate einnehmen. Die ideale Mahlzeit um neun Uhr, wenn uns der Beginn eines neuen Tages erwartet, wäre also Getreide in Milch, Joghurt oder Kefir, was heutzutage viele Ernährungswissenschaftler empfehlen. Wenn der Tag Richtung Mittag voranschreitet, tritt die morgendliche Wut ihren Platz an die vormittäglich dominierende Trauer ab, weshalb die Serotoninmenge im Gehirn erhöht werden sollte, was am besten mit dem Verzehr kohlenhydrathaltiger Lebensmittel erreicht werden kann. Also eignen sich alle getreidehaltigen Lebensmittel wie Brot, Gebäck, Nudeln, Reis, Kartoffeln, Hülsenfrüchte für ein Mittagessen, das zwischen 11 und 15 Uhr eingenommen werden sollte. Dies sind alles sehr energiereiche Lebensmittel und sie werden deshalb nicht nur unser Gehirn hervorragend sättigen, sondern auch unseren Körper, denn sie bereiten uns hervorragend auf den vor uns liegenden Tag vor. Wenn der Tag voranschreitet, kommt der Nachmittag und unser Geist fällt in die physiologische nachmittägliche Niedergeschlagenheit und Antriebslosigkeit, gegen die man am besten mit einer proteinhaltigen Mahlzeit ankämpft.

Eine Mahlzeit am Spätnachmittag oder frühen Abend sollte also auf Proteinen basieren, am frühen Nachmittag wählen wir Nahrungsmittel vom Serotonin-Typ, sie werden unsere Stimmung verbessern und die Niedergeschlagenheit vertreiben, das sind zum Beispiel Fisch und weißes Fleisch (Hühnchen, Pute, Kalb, Lamm). Am späteren Nachmittag, wenn uns neben der Antriebslosigkeit auch Müdigkeit befällt, sollte man sich für rotes Fleisch entscheiden, da es eine ausgeprägte Adrenalinkomponente hat, die Energie und Antrieb verleiht. Die Beilage zu proteinhaltigen Lebensmitteln sollte nicht aus Kohlenhydraten bestehen, wie heute fälschlich angenommen wird, sondern unbedingt aus Gemüse, wie zum Beispiel Kraut, Spargel, Mangold, Brokkoli, Blumenkohl und anderem Gemüse. Dies ist aus einem sehr einfachen Grund wichtig. Wenn der Abend naht, wird der Mensch heiterer. Wir erreichen den Höhepunkt des täglichen Emotionszyklus, wenn das Gehirn keine Nahrungsmittel zur Energiegewinnung benötigt, stattdessen produziert der Körper Wachstums- und Entwicklungshormone beziehungsweise Hormone, die die körperliche Regeneration unterstützen. Während der Körper seine Aufgaben bei der Regeneration erfüllt und sich auf die nächtliche Schlafenszeit vorbereitet, braucht er keine Energie, wenn er sie bekommt, dann speichert er sie als Fettablagerung. Deshalb brauchen unser Körper und unsere Seele zu dieser Tageszeit die Vitamine und Mineralstoffe aus Obst und Gemüse.

Einteilung der Lebensmittel

Lebensmittel werden vorrangig nach ihrer Herkunft eingeteilt, und so ist die bekannteste Einteilung die in sieben Gruppen: Milch und Milchprodukte, Fleisch und Fisch, Getreide und Getreideprodukte, Obst und Gemüse, Fette, Süßigkeiten und Wasser.

Wenn wir von Neuro-Ernährung sprechen, so ist diese Einteilung nicht adäquat, denn es kommt nicht darauf an, woher ein Lebensmittel stammt, sondern welchen Einfluss es auf eine bestimmte Emotion hat. Da es vier grundlegende Emotionen gibt, ist es logisch, Lebensmittel in vier Gruppen einzuteilen und eine fünfte hinzuzufügen, die als fünftes Element am wertvollsten ist, da Lebensmittel aus dieser Gruppe zu jeder Tageszeit und während jedem Gefühlszustand willkommen sind. Sie sind zu wertvoll, um ihren Verzehr auf eine bestimmte Tageszeit zu beschränken.

Zum fünften Element gehören Wasser, Eier, Körner, Honig und Karotten.

Wasser ist ein Lebensmittel, das man nicht beschränken darf, wenn es um die Zeit und Dauer der Aufnahme dieser gesunden Flüssigkeit in den Körper geht. Allerdings sind zu große und zu kleine Mengen gleichermaßen nicht zu empfehlen. Moderne Ernährungstheorien empfehlen als ideale Menge 1,5–2 Liter täglich. In Zeiten großer Hitze oder bei starker körperlicher Anstrengung, wenn der Körper viel Wasser verliert, sollte die Menge nach Bedarf erhöht werden. Organisationen, die sich mit der menschlichen Gesundheit beschäftigen, halten acht Gläser Wasser täglich für die nötige Menge.

Unabhängig von der Emotion, die in unserem Gehirn in einem bestimmten Moment vorherrscht, ist es also nötig, Wasser zu trinken. Wasser ist ein universelles Lebensmittel für jede Emotion, einfach aus dem Grund, dass die Hirnzellen unseres Körpers aus Fett und Wasser bestehen. Die Fettkomponente im Aufbau unserer Hirnzellen muss durch Stoffe aus unserer Nahrung gewonnen werden, da Hirnzellen unaufhörlich verbraucht und durch chemische Prozesse regeneriert werden.

Egal, welche Emotion vorherrscht, Glück, Trauer, Wut oder Niedergeschlagenheit, ist es immer wünschenswert, einige Dutzend Körner zu knabbern oder sie in der Zubereitung einer Mahlzeit zu verwenden. Samenkörner enthalten gesunde ungesättigte Fettsäuren, in denen wertvolle Vitamine schwimmen, die für das Wachstum und die Regeneration unserer unproduktiven Organe wichtig sind. Häufig werden Samenkörner als Aphrodisiakum angesehen, doch in diesem Zusammenhang ist ihre Wirkung auf die Regeneration und Funktion unserer Hirnzellen wichtiger.

Statt als Nahrungsergänzungsmittel, nimmt man Vitamin E besser in Form von Mandeln, Walnüssen, Kürbiskernen, Sesam oder Getreidesprossen ein, die uns auch in Überfluss mit Vitamin B versorgen.

Gleich nach den wertvollen Körnern müssen wir Eier erwähnen, weil es sich dabei um ein ähnliches Lebensmittel handelt, auch wenn es auf den ersten Blick ganz anders aussieht. Gemeinsam ist ihnen ihre Fähigkeit beziehungsweise ihre Zusammensetzung aus allen Stoffen, aus denen Leben entstehen kann. Aus der Mandel oder der Walnuss wird ein Baum wachsen und Früchte tragen, und aus dem Ei schlüpft ein Lebewesen, das im Laufe seiner Entwicklung wieder Eier legen wird. Jetzt wird deutlich, dass es sich um vollkommene Lebensmittel handelt, die die Natur geschaffen hat, und deshalb ist ihr Verzehr immer empfehlenswert, allerdings in angemessener Menge.

Täglich ein Ei, nicht nur morgens, sondern egal zu welcher Tageszeit, gibt dem Organismus Kraft, unabhängig vom momentanen emotionalen Zustand.

Von der Auswahl der Lebensmittel, die zum fünften Element gehören und die immer verzehrt werden können, bleiben noch Karotten und Honig, und zwar wegen ihrer heilenden Wirkung.

Zum Honig gibt es viele Studien, die seine heilende Wirkung bei einer Vielzahl von Krankheiten bestätigen, und deshalb ist er in jeder Gemütsverfassung willkommen. Es wäre wünschenswert, dass dieses gesunde Lebensmittel, von ausgesprochen süßem Geschmack, den Zucker ersetzt, beim Süßen von Getränken bis hin zum Kuchenbacken.

Die Karotte ist ein Lebensmittel ohne jegliches Fett, doch reich an Vitaminen, die sich in Fett lösen. Das macht sie einzigartig, zudem wirkt sie entgiftend, weil sie Schadstoffe in unserem

Verdauungstrakt aufsaugt, aus unserem Körper hinausbefördert und die Verdauung reguliert. Man könnte noch weitere Lebensmittel in diese Gruppe einordnen, doch die genannten sind die wertvollsten.

Die vierte Gruppe, oder Lebensmittel vom GABA-Typ, enthalten Ausgangsstoffe für die Entstehung dieses Neurotransmitters, der mit seiner inhibitorischen Wirkung lindernd auf die Emotion Wut wirkt. Wir können sie als „wutliebende" Lebensmittel bezeichnen, weil sie in dieser Gemütsverfassung vom Körper am besten verarbeitet werden. In diese Gruppe gehören vor allem Milch und Milchprodukte, also Joghurt, Kefir, Käse, Käseaufstriche und Ähnliches. Eine direkte Auswirkung auf Wut haben Lebensmittel mit möglichst hohem Proteinanteil wie Milch und Rohmilchkäse; je höher der Anteil an Fett und Kohlenhydraten, desto breiter wird das Wirkungsspektrum. Zudem haben sie Auswirkung auf traurige Zustände, eine natürliche Folge im emotionalen Tageszyklus. Käseaufstriche und reife Käsesorten haben einen höheren Fettanteil, Fruchtjoghurt beinhaltet mehr Kohlenhydrate. Sie werden im Gehirn neben GABA auch die Serotoninproduktion anregen, welche der Schlüssel für eine heitere Stimmung ist. Das heißt nun nicht, dass wir grenzenlos feinen reifen Käse genießen sollten. Da es sich um ein kalorienreiches Lebensmittel handelt, sollten wir es in kleinen Mengen zu uns nehmen. Auch kleine Mengen können uns zu einer guten Stimmung und Glück verhelfen, wenn wir die Lebensmittel richtig kombinieren. Eine gelungene Kombination, um die schon unsere Vorfahren wussten, und die in Istrien immer noch Anwendung findet, ist der Verzehr von Schinken und Käse als Vorspeise: Käse wirkt auf die Entwicklung von Glücksgefühlen, und Schinken ist gesundes rotes Fleisch, er gibt Antrieb und Energie, sofern er nicht zu stark gesalzen ist, denn er wirkt auf das Adrenalin, das

Aktivität verleiht und anregt und Lethargie und Antriebslosigkeit vertreibt. Nach dem Verzehr dieser Lebensmittel werden wir agiler und es fällt uns leichter, den Tag fortzusetzen, und wenn wir dazu noch ein Glas Rotwein trinken, der unsere Blutgefäße erweitert und sie durchlässiger macht, wodurch mehr Sauerstoff ins Gehirn gelangt, ist der Zyklus einer perfekten Mahlzeit abgerundet. Durch die Auswahl einer Örtlichkeit für dieses Festmahl in Form einer rustikalen Wirtschaft mit Feuer im Kamin, das Wärme und den Duft von Holz verströmt und knistert, wird das Erlebnis vollkommen und wir sind von Emotionen eingenommen, so wie wir es von ihnen erwartet und ihnen als Ziel vorgegeben haben.

Die dritte Gruppe, oder Lebensmittel vom Serotonin-Typ, enthalten Ausgangssubstanzen für die Bildung des Neurotransmitters Serotonin, das man auch als Glückshormon bezeichnet und das im Gehirn eine Schlüsselrolle für die Entwicklung guter Laune einnimmt. Es ist in jeder Lebenslage wünschenswert, besonders aber, wenn wir traurig oder melancholisch sind. Zu dieser Gruppe gehören Getreide und Getreideprodukte, Fette und Süßigkeiten. Man kann sie auch als „trauerliebend" bezeichnen, denn nach ihnen greift man, wenn man traurig ist, häufig auch instinktiv, ohne bewusst zu erkennen, dass wir mit ihnen unsere traurige Stimmung heilen. Da Süßigkeiten und Fette konzentrierte energiereiche Lebensmittel sind, sollten sie nur in kleinen Mengen verzehrt werden.

Mein Vorschlag wäre, sie wie ein Gewürz zu verwenden, denn in kleinen Mengen schenken sie dem Leben Glück und dem Essen einen guten Geschmack, und man sollte auf keinen Fall auf sie verzichten. Wir müssen sie klug und maßvoll verwenden, und das kann man, wenn man ihre Natur kennt.

Getreide darf und soll man in üppigen Mengen verzehren, man sollte jedoch Vollkornprodukten den Vorzug geben und das aus mehreren Gründen. Volles Korn und Vollkornprodukte, die auch Fasern enthalten, bremsen die Resorption im Verdauungstrakt, sie geht langsamer vonstatten und so haben wir einen längeren kontinuierlichen Zufluss wertvoller Substanzen, die bewirken, dass wir uns gut fühlen. Die Schale von Getreidekörnern enthält Zellulose, die für eine gleichmäßige Verdauung sorgt und diese den gesamten Verdauungstrakt entlang steuert. In der Zusammensetzung der Schale befinden sich Vitamine, die unabdingbar sind für chemische Prozesse, die die Nährstoffe des Getreides verwerten, sie sind immanente Bestandteile von Vollkorn und deshalb ist es am besten, nur Vollkornprodukte zu verwenden.

Eine äußerst wirkungsvolle Rolle unter den „trauerliebenden" Lebensmitteln spielen Süßigkeiten aus Schokolade, weil Schokolade eine besondere Wirkung auf das Serotonin hat, worüber in einem gesonderten Kapitel die Rede sein wird. Eine besondere Rolle spielen auch Hülsenfrüchte, weil sie im Vergleich zu Getreide einen höheren Proteinanteil und dadurch eine stärkere Wirkung haben, außer in der Verminderung von Trauer und Niedergeschlagenheit, was die vorrangige Aufgabe von Lebensmitteln der zweiten Gruppe ist.

Die zweite Gruppe sind Lebensmittel vom Noradrenalin-Typ oder Lebensmittel, deren Verzehr im Körper die Synthese des Neurotransmitters Noradrenalin anregt, das verantwortlich ist für eine energetische Wirkung; sie spenden Antrieb und Elan, treiben uns zu Aktivität an und wir brauchen sie, wenn wir niedergeschlagen und lustlos sind. Man kann sie auch als „niedergeschlagenheitliebende" Lebensmittel bezeichnen, da wir uns durch ihren Verzehr leichter von Niedergeschlagenheit befreien. Durch die Wahl der richtigen Nahrung kann die Lust auf Aktivität zurückkehren, aber auch Elan und Lebenslust. Zu dieser Gruppe gehören proteinhaltige Lebensmittel wie Fisch und Fleisch. Wir unterscheiden rotes und weißes Fleisch. Rotes Fleisch wie Wild und Rindfleisch haben eine stärkere Wirkung auf das Adrenalin, und wenn man ihren Verzehr übertreibt, können sie wütendes und aggressives Verhalten hervorrufen. Eine bessere Wahl ist weißes Fleisch, wie zum Beispiel Hühnchen, Pute, Kalb oder Lamm, weil es mehr Protein enthält, das Ausgangsstoff für die Bildung von Serotonin und Noradrenalin ist. So erhalten wir eine synergetische Wirkung für bessere Laune und den Abbau von Antriebslosigkeit. Fisch hat sicher das größte Potenzial im Kampf gegen Antriebslosigkeit, weil er zum einen die Bildung von Neurotransmittern im Gehirn erleichtert, die zu besserer Stimmung und erhöhter Aktivität führen, zum anderen enthält Fisch Omega-3-Fettsäuren, welche eine schützende Wirkung auf Blutgefäße haben, die Leiter für alle Nährstoffe in unser Gehirn sind.

Die erste Gruppe sind Lebensmittel, die eine leichtere und schnellere Synthese von Dopamin im Gehirn ermöglichen; es sind Lebensmittel vom Dopamin-Typ, und dieser Transmitter ist ein einzigartiger Stabilisator und inhibitorischer Transmitter, der für Harmonie im Gehirn sorgt. Wir können diese Gruppe der Lebensmittel als „glückliebend" bezeichnen, denn wir greifen nach ihnen, wenn wir uns gut fühlen. Dazu gehören Obst und Gemüse. Es gibt kein wirkungsvolleres Dessert für eine Verlängerung des Glücksgefühls als Banane mit Schokolade oder Erdbeeren in Champagner.

Die Kohlensäure des Schaumweins beschleunigt die Absorption nährstoffreicher Substanzen aus den Erdbeeren in unserem Körper, die kleine Menge Alkohol hat eine zusätzliche hemmende Wirkung und trägt zu unserem Wohlbefinden bei. Gemüse ist eine reiche Quelle schützender Stoffe, wie zum Beispiel von Vitaminen und Mineralstoffen, die unterstützend auf chemische Prozesse wirken und die Erholung des Körpers für neue emotionale Zyklen, die sich unablässig wiederholen, ermöglichen. Tomaten, Äpfel, Heidelbeeren, Kirschen, Pflaumen und eine ganze Reihe anderer Lebensmittel aus der Gruppe Obst und Gemüse haben eine unstrittig gesunde Wirkung auf den Körper, was in vielen Studien nachgewiesen wurde. Und wenn sie gesund für den Körper sind, haben sie sicher eine wünschenswerte Wirkung auf den Geist bzw. schenken uns Erfrischung und eine optimistische Sichtweise.

10

Zitrusfrüchte für den Sex

Sex ist eine erlaubte Frucht.

Obst ist die Frucht der Liebe.

In diesem Jahrzehnt entdeckten Wissenschaftler, dass Vitamin C das Sexualleben von Männern und Frauen verbessert. Es gibt heutzutage viele wirkungsvolle Potenzmittel, die in jeder Apotheke erhältlich sind. Doch zum größten Teil sind sie nur für Männer geeignet. Sie wirken alle peripher, das heißt, sie haben keinen Einfluss auf die sexuelle Lust. Die alten Römer aber aßen früher Zitrusfrüchte oder Trauben und tranken Rotwein, vor, nach und während ihrer Orgien. Es scheint, dass sie wussten, was ihnen Kraft gibt, aber auch Lust auf guten Sex. Aus diesen Vorbereitungen auf sexuelle Erregung grenzten sie die Frauen nicht aus.

Heute wissen wir, dass Ascorbinsäure, wie Vitamin C auch genannt wird, den Tonus der Blutgefäße verbessert und die Ausschüttung von Oxytocin ins Gehirn erhöht. Sie wirkt doppel, da sie die sexuelle Kraft steigert, indem sie die Wände der Blutgefäße verstärkt, die wichtig sind, um Spannung und Festigkeit an der Peripherie zu erreichen. Bei Frauen sind diese Bereiche beispielsweise die Brustwarzen und Brüste, bei Männern die Genitalien. Doch auch ihre zentrale Wirkung auf das Gehirn ist nicht zu vernachlässigen, weil das Oxytocin ein Hormon ist, das eine Rolle bei der Entstehung von sexueller Lust spielt, bei Frauen wie auch bei Männern. Studien deutscher Wissenschaftler haben gezeigt, dass Menschen, die Vitamin C nehmen, häufiger Sex haben. Die alten Römer wussten das offensichtlich schon etwas früher. Lebensmittel reich an Vitamin C sind Obst und grünes Gemüse. Besonders wirksames Obst für eine Verbesserung der sexuellen Aktivität sind Zitrusfrüchte, zum Beispiel Zitronen, Orangen, Grapefruit und Mandarinen. Kirschen zeigen sicher eine Wirkung, wenn Sie Ihre Partnerin oder Ihren Partner persönlich füttern. Granatapfel, Kohl, Tomaten, Johannisbeeren und roter Paprika sind besonders reich an Vitamin C. Denken Sie nur an den Kultfilm „9½ Wochen"!

Trauben erwähne ich zuletzt, weil sie am wertvollsten sind. Wenn man sie zerkaut, sondern die Traubenkerne einen Stoff ab, der uns vor erhöhten Cholesterinwerten schützt, so bleiben unsere Blutgefäße eine lange Anzahl von Jahren in gutem Zustand. Trauben enthalten einen Stoff namens Resveratrol, der bei der Phosphorylierung von Enzymen im Gehirn eine Rolle spielt, er unterstützt Lern- und Erinnerungsprozesse. Trauben erhalten unser Gehirn jung. Studien haben gezeigt, dass Demenz oder altersbedingtes Nachlassen des Gehirns häufiger bei Menschen auftreten, die in ihrer Ernährung nur wenig Resveratrol aufnehmen. Auch Rotwein enthält Resveratrol, er wird aber nur in kleinen Mengen empfohlen, weil er Alkohol enthält.

Alkohol ist für das Gehirn toxisch, deshalb soll man Wein nur in geringen Mengen trinken, um Alkohol bedingte Gehirnschädigungen zu vermeiden, aber dennoch die positive Wirkung von Resveratrol maximal zu nutzen.

Essen Sie deshalb einfach blaue Trauben, die auch Silizium enthalten, dieses Element ist wichtig für die Gesundheit von Haut und Haaren. Wir können daraus schlussfolgern, dass Trauben Geist und Körper jung halten, und für guten Sex bracht man beides.

11
Zink ist der Honig in der Milch

Zwei Dinge sind fürs Glück nötig.
Die Zwei heißen Mineral und Protein.

Zink ist ein Mineralstoff, dessen Konzentration bei Menschen mit depressiver Stimmungslage niedrig ist. Wenn wir ihrer gewohnten Nahrung Zink in Tablettenform zugeben, wird sich ihre gedrückte Stimmung nicht wesentlich verbessern. Vor einigen Jahren entdeckte eine Gruppe französischer Wissenschaftler, dass eine Ernährung, die reich an Alpha-Laktalbumin ist, die Serotoninproduktion im Gehirn erhöht und so zu einer Milderung des Gefühls von Trauer führt. Wenn wir diese beiden Tatsachen miteinander verknüpfen, können wir daraus den Schluss ziehen, dass für eine Verbesserung unserer positiven Gefühle der Mineralstoff Zink notwendig ist sowie eine an Alpha-Laktalbumin reiche Ernährung. Alpha-Laktalbumin brauchen wir nicht nur, weil es das an der Aminosäure Tryptophan reichste Protein ist, aus dem Serotonin gebildet wird, sondern man muss auch berücksichtigen, dass Albumine Proteine sind, die im Körper Zink transportieren, und eben diese entstehen aus Alpha-Laktalbumin. Nur wenn es im Blut an Proteine gebunden wird, kann Zink zu den Nervenzellen gelangen und dort das Enzym Hydroxylase dabei unterstützen, aus Tryptophan Serotonin zu produzieren.

Meeresfrüchte sind reich an Zink, insbesondere Austern, und es verwundert nicht, dass Menschen nach dem Verzehr von Austern ausgezeichneter Stimmung und voller Tatendrang sind. Wenn dazu auch Käse verzehrt wird, regt dieser mit seinem aromatischen Geruch und Geschmack die Phantasie an, und das Alpha-Laktalbumin im Käse erledigt seinen biochemischen Teil der Arbeit und verstärkt im Gehirn das angenehme Gefühl. Reich an Alpha-Laktalbumin sind Lebensmittel wie Milch und Milchprodukte, zum Beispiel Joghurt, Kefir und verschiedene Käsesorten. Man sollte immer auf den Anteil des Milchfetts achten, gesünder sind Milch- und Käsesorten mit möglichst geringem Fettanteil.

In einigen alten Zivilisationen waren Milch und Honig ein Symbol für Glück und Wohlstand, heute haben wir die wissenschaftliche Bestätigung, dass diese beiden Lebensmittel Glücksgefühle verursachen. Doch für jegliche Aktivität benötigen wir Energie, und Honig ist reich an Fruchtzucker, der süßer ist als weißer Zucker oder Saccharose. Die Fruktose des Honigs wird uns einen süßen Geschmack auf der Zunge bescheren und uns auf eventuelle physische Aktivitäten vorbereiten.

12

Schokolade ist Goldes wert

Schokolade ist Gold.
Gold hat ewigen Wert.

Schokolade ist heutzutage für viele Menschen ein wertvolles Nahrungsmittel. Viele Frauen würden sie vielleicht sogar mit Gold aufwiegen, aber auch für einige Männer trifft das zu. 40 % aller Frauen und 15 % der Männer meinen, ohne Schokolade nicht leben zu können.

In der hochentwickelten Zivilisation der Azteken diente Schokolade als Zahlungsmittel wie Geld oder Gold. Sie handelten mit Kakaobohnen. Für hundert Kakaobohnen bekam man einen Sklaven. Die Hofsteuer betrug zwölf Kakaobohnen. Die Azteken kannten den Wert von Schokolade. Krieger, hochstehende Persönlichkeiten und Priester konnten Schokoladengetränke genießen. Sie glaubten, Schokolade schenke Weisheit und verlängere das Leben.

Heute hat die Wissenschaft diese Annahmen zum Teil bewiesen. Die Azteken verwendeten Schokolade in Opferritualen für Xochiquetzal, die Göttin der Fruchtbarkeit. Ihr Herrscher Montezuma nahm täglich große Mengen Schokolade zu sich. Viele

Jahrhunderte später tat der berühmte Liebhaber Casanova das Gleiche. Vor dem Treffen mit einer Freundin aß er auf jeden Fall Schokolade.

Schokolade ist ein pflanzliches Produkt. Ihr Hauptbestandteil ist Kakao, Kakaobohnen wachsen auf dem Baum Theobroma cacao, der in den Tropen gedeiht. Das griechische Wort „theobroma" bedeutet „Speise der Götter". Deshalb sind Götter unsterblich, wie es heißt, und Schokolade verlängert das Leben. Eine Studie mit 800 Testpersonen hat gezeigt, dass Menschen, die Schokolade essen, länger leben als Menschen, die nie Schokolade essen. Schokolade hat diese positive Wirkung, weil sie Flavonoide enthält, Stoffe mit antioxidierender Wirkung.

Die Flavonoide der Schokolade verringern die Menge des schlechten LDL-Cholesterins und schützen so das Herz und verringern den Blutdruck. Sie haben auch eine positive Wirkung bei der Verlangsamung des Wachstums von Krebszellen. Wenn wir unseren Schokoladenkonsum allerdings übertreiben, kann es geschehen, dass wir gleichzeitig unser Körpergewicht erhöhen, was das Herz belastet.

Bei der Produktion werden der Schokolade häufig Zucker und verschiedene Aromen zugegeben, in Milchschokolade kommt noch Milch. Deshalb ist dunkle Schokolade die beste, weil sie den höchsten Kakaoanteil besitzt und somit die meisten Flavonoide. Weiße Schokolade ist eigentlich keine Schokolade, weil sie keinen Kakao enthält, sondern nur Kakaobutter, wie jede andere Schokolade, um die Konsistenz zu verbessern und bei Körpertemperatur schneller zu schmelzen. Deshalb zerfließt sie im Mund, was beim Verzehr zu einem stärkeren Genussgefühl führt. Doch ganz so einfach ist es dennoch nicht. Heute wissen wir, dass Schokolade über 300 Substanzen enthält. Viele von ihnen wirken unterschiedlich auf unser Gehirn und unsere Emotionen. Der Schlüssel liegt in der Substanz Phenyletylamin. Sie wird auch Liebessubstanz oder Schokoladenamphetamin genannt (weil Amphetamine Euphorie verursachen). Der Großteil des Phenyletylamins wird im Körper metabolisiert, doch ein Teil gelangt ins Gehirn, wo er zu einer Erhöhung des Dopaminwertes führt. Dopamin wird in den Zentren für Genuss ausgeschüttet, zur höchsten Konzentration kommt es während eines Orgasmus.

Es scheint, dass Montezuma und Casanova von diesem Umstand lange vor der Wissenschaft wussten.

Das Phenyletylamin aus der Schokolade hat Einfluss auf den Erregungszustand, denn wir fühlen besser und sind empfänglicher für Reize, was uns schöne Gefühle und Euphorie beschert. Einige Antidepressiva haben eine ähnliche Wirkung, weil sie die Monoaminooxidase und so den Abbau des Phenyletylamins hemmen (MAO-Inhibitoren). Von daher ist es einleuchtend, dass Schokolade eine antidepressive Wirkung hat.

Schokolade enthält Anandamid, ein endogenes Cannabinoid, das im Gehirn vorkommt und für angenehme Gefühle sorgt.

Schokolade enthält auch Tryptophan, eine essenzielle Aminosäure, die in der Synthese des Neurotransmitters Serotonin ein wichtiger Faktor ist.

Durch den Genuss von Schokolade erhöht sich die Endorphinmenge im Gehirn, die wiederum die Schmerztoleranz erhöht. Was eben noch Schmerz verursachte, können wir leichter ertragen oder es stört nicht mehr.

In Schokolade wurden auch einige stimmungshebende Substanzen nachgewiesen. Sie gehören zur Gruppe der Alkaloide, über die man noch nicht viel weiß, außer dass man ähnliche Substanzen auch in Bier oder Wein findet.

Schokolade ist reich am Mineral Magnesium, dessen Mangel die Intensität des prämenstruellen Syndroms verstärkt. So kann man den verstärkten Appetit auf Schokolade von Frauen an „diesen Tagen im Monat" erklären, doch auch Hormone spielen eine Rolle.

91% Prozent aller Frauen verspüren den größten Appetit auf Schokolade in der zweiten Hälfte ihres Zyklus, der Appetit ist nachmittags und am frühen Abend am größten.

Schokolade enthält kleine Mengen Koffein, zum Vergleich können wir jedoch anführen, dass eine Tasse heiße Schokolade 20 mg Koffein enthält, eine Tasse Tee 40 mg und eine Tasse Kaffee 115 mg.

Der Verzehr von Schokolade führt nicht zur Abhängigkeit, sie ist ein Nahrungsmittel von ausgesucht gutem Geschmack, einem besonderen Aroma, sie zerfließt im Mund und deshalb essen wir sie gerne und häufig.

13
Lebensmittel gegen PMS

Der Anfang ist leicht.
Die Mitte ist der Gipfel.

Das Prämenstruelle Syndrom, kurz PMS, besteht aus einem Bündel von Symptomen, die sich regelmäßig vor der Menstruation einstellen. Bis zu zehn Prozent der Frauen leiden unter einer schweren Form von PMS, die ihnen Monat für Monat einige Tage vergällt. In jedem weiblichen Körper kommt es durch den ansteigenden und fallenden Östrogen- und Progesteronspiegel zu physiologischen Veränderungen. Diese beiden weiblichen Sexualhormone beeinflussen die Neurotransmitter im Gehirn, die wiederum unsere Gefühlslage und Gestimmtheit steuern. In diesem Fall geht es um Serotonin, Dopamin und die Endorphine.

Serotonin sorgt für Entspannung, Schläfrigkeit und psychische Ausgeglichenheit, außerdem reguliert es Appetit und Schmerzempfinden. Auch die Endorphine stabilisieren unsere Laune, darüber hinaus können sie Glücksgefühle auslösen, Stress mindern und die Schmerzempfindlichkeit herabsetzen. Dopamin ist für den Energieverbrauch zuständig und beeinflusst Konzentrationsfähigkeit, körperliche Aktivität und Blutdruck. Während der ersten beiden Wochen des Menstruationszyklus, in denen die

Eizelle heranreift, ist der Östrogenspiegel hoch, der Progesteronspiegel hingegen niedrig. Mit dem hohen Östrogenspiegel geht ein hoher Serotoninspiegel einher: Wir fühlen uns entspannt, die Stimmung ist gut. Um den vierzehnten Tag des Zyklus findet der Eisprung statt, gleichzeitig erreicht die Konzentration der Endorphine ihren Höhepunkt. Entsprechend gut ist die Frau aufgelegt, sie kann richtig euphorisch werden, das Leben könnte schöner nicht sein.

In den folgenden zwei Wochen fällt unter dem Einfluss des luteinisierenden Hormons der Östrogenspiegel, während der Progesteronspiegel ansteigt. Gleichzeitig fällt der Serotonin-, Dopamin- und Endorphinspiegel im Gehirn.

Nimmt die Menge dieser Neurotransmitter ab, verändern sich Stimmung und Appetit. Im Lauf der luteinisierenden Phase steigt auch die Empfindlichkeit gegenüber Insulin, was die Art der Ernährung beeinflusst. Dank der eben beschriebenen biochemischen Veränderungen haben Frauen einige Tage vor der Periode ein Bedürfnis nach Süßem, vor allem nach Eis und Schokolade. Sie sind emotional angespannt, gereizt und launisch. Die plötzlichen Stimmungsumschwünge ohne äußeren Anlass lassen sich durch die biochemischen Vorgänge im Gehirn erklären. Manche leiden unter Kopfschmerzen oder Depressionen. Sie brechen oft aus nichtigem Anlass in Tränen aus, sind streitsüchtig und unzufrieden. Als erste Hilfe eignet sich ein Stück Schokolade; um die Stimmung während dieser Tage nachhaltig zu beeinflussen, muss man wissen, wie sich die Serotoninkonzentration im Gehirn steigern lässt.

Drei Mal pro Woche 45 Minuten körperliche Aktivität steigern nachweislich die Endorphine im Gehirn und wirken damit stimmungsaufhellend. Zudem wird die Insulinempfindlichkeit vergrößert, so dass die Lust auf Süßes nachlässt. Auch wenn wir der Verführung erliegen und eine ganze Tafel Schokolade futtern, ist das überhaupt nicht schlimm, wenn wir uns anschließend ausgiebig bewegen und damit dem Schuldgefühl ein Schnippchen schlagen. Nach dem Sport muss Flüssigkeit ergänzt werden, am besten mit Quellwasser oder frisch gepressten Zitrussäften. Man sollte nur Nahrungsmittel ohne raffinierten Zucker und mit niedrigem Glykämischen Index (Glyx) zu sich nehmen, am besten verteilt auf fünf bis sechs kleinere Mahlzeiten, damit sich der Blutzuckerspiegel während dieser Tage auf einem gleichbleibenden Niveau hält. Damit vermeiden wir auch Müdigkeit und Arbeitsunlust nach einem allzu üppigen Essen. Die Vitamingruppe B und Vitamin E unterstützen die Stimmungsaufhellung ebenso wie die Mineralien Zink, Magnesium und Kalzium. Omega-3-Fettsäuren wirken sich positiv aus. Frauen mit starken Blutungen müssen gegen den drohenden Eisenmangel ankämpfen. Lebensmittel mit niedrigem Glyx-Wert sind Äpfel, Brokkoli, Spargel, Blumenkohl, Sellerie, Kirschen, Gurken, Salate, Pilze, Zwiebeln, Pflaumen, Spinat, Tomaten, Reis, fettarme Milch, Eier, Fisch, Kalbfleisch, Pute, Hühnchen, Sonnenblumenkerne, Olivenöl. Mittlere Glyx-Werte haben beispielsweise Trauben, Orangen, Erdbeeren, Birnen, Ananas, Vollkornnudeln, Erbsen, Vollkornbrot, Zerealien.

14

Unser täglich Kaffee

Kaffee kommt aus Brasilien.
Brasilien ist die Heimat des Samba.

Mehr als die Hälfte der zivilisierten Menschheit trinkt täglich koffeinhaltigen Kaffee, viele Menschen nehmen sogar mehrere Tassen am Morgen und im Lauf des Tages zu sich und behaupten, sie würden ohne ihre tägliche Koffeindosis nicht richtig wach.

Das Koffein im Kaffee ist eine psychoaktive Substanz, das heißt, es wirkt auf unsere Psyche und damit auf den ganzen Organismus. Nach dem Kaffeetrinken fühlen wir uns besser, wacher, weniger müde. Das Koffein wiegt uns in dem Glauben, den täglichen Aufgaben gewachsen zu sein und Kraft zu haben.

Koffein beeinflusst das Herz und lässt es schneller schlagen, es beeinflusst die Lunge und erhöht die Atemfrequenz, es beeinflusst den gesamten Stoffwechsel, indem es die Produktion der Magensäure anregt und die in den Nieren erzeugte Harnmenge steigert. Bei durchschnittlicher nervlicher Veranlagung beginnt die Wirkung des Kaffees eine Viertel- bis Dreiviertelstunde nach Einnahme. Im Gehirn steigt die Dopaminkonzentration an.

Das Wirkungsmaximum wird nach einer halben bis einer ganzen Stunde erreicht. Die Zeit, die der Organismus zum Abbau des Koffeins benötigt, schwankt zwischen einigen Stunden und einigen Tagen. Im Schnitt beträgt die Halbwertzeit bei einem erwachsenen, gesunden Nichtraucher fünf bis sieben Stunden. Einige Faktoren können die Verweildauer verlängern, beispielsweise Medikamente, Leberkrankheiten oder eine Schwangerschaft. Bei Schwangeren wird Koffein vom Körper mit bis zu 18 bis 20 Stunden wesentlich langsamer abgebaut, bei Frauen, die die Antibaby-Pille nehmen, dauert es immerhin noch 13 Stunden. Raucher und Kinder haben einen beschleunigten Stoffwechsel und scheiden das Koffein früher wieder aus, die Halbwertzeit fällt bei ihnen auf drei Stunden. Koffein steigert die Fähigkeit zu grobmotorischen Arbeiten, mindert jedoch die Fähigkeit zu feinmotorischer Koordination. Auch die Reaktionszeit auf visuelle und akustische Reize verlängert sich.

Durch täglichen Kaffeekonsum gewöhnt sich der Organismus an das Koffein und wird gegen die normalerweise eingenommene Menge unempfindlich. Erst durch eine Erhöhung der Dosis spüren wir die gewünschten Effekte, es sei denn, wir übertreiben es und haben zu viel Koffein aufgenommen. Setzen wir die Dosis auf Null, müssen wir 18 bis 24 Stunden nach der letzten Tasse Kaffee mit Entzugserscheinungen in Form von Nervosität, Übelkeit, Depression, Apathie oder ständigem Gähnen rechnen. Wenn wir uns aus der Abhängigkeit vom Koffein befreien wollen, müssen wir vor allem unseren Lebensstil ändern. Wenn wir müde und lustlos sind, müssen wir uns vor allem ausschlafen, statt uns mit Kaffee künstlich wachzuhalten.

Gesunde Ernährung und regelmäßige Bewegung sind das A und O. Eine Überdosis Koffein haben wir, je nach Konstitution, nach zwei bis sieben Tassen Kaffee in uns. Die Folgen sind

Übelkeit, Kopfschmerzen, Verspannungen, unregelmäßiger Herzschlag, Schlaflosigkeit. Eine Dosis über 750 mg – das entspricht über sieben Tassen Kaffee in kurzer Zeit – kann zu Angstattacken, Ohrensausen, Augenflimmern und Verdauungsstörungen führen. Um eine Kaffeevergiftung auszuschließen, sollten wir ihn mit fettarmer Milch trinken. Das hat den positiven Nebeneffekt, dass wir das Kalzium ersetzen, welches wir durch die Wirkung des Koffeins verstärkt ausscheiden. Wir können auch entkoffeinierten Kaffee mit koffeinhaltigen mischen, um die tägliche Dosis zu verringern. Wissen sollte man, dass einige Medikamente Koffein enthalten und der tägliche Gesamtbetrag damit erhöht wird. Der wirksamste Schutz gegen negative Symptome ist Abstinenz. Um gut zu schlafen und vor allem schnell einzuschlafen, sollte die letzte Tasse Kaffee fünf bis sieben Stunden vor dem Zubettgehen getrunken werden bzw. entsprechend der Halbwertzeit des Koffeins früh genug, damit die Wirkung wieder aus dem Körper ausgeschwemmt wird.

Kaffee und Alkohol vertragen sich schlecht. Ihre Wirkung auf das Gehirn ist gegensätzlich. Das Koffein stimuliert, Alkohol inhibiert. Gefährlich wird es, wenn sich ein betrunkener Autofahrer mit Kaffee wachhalten will. Auch wenn er sich subjektiv besser und fahrtüchtig fühlt: Das ist eine Selbsttäuschung, die dem immer noch hohen Alkoholpegel im Blut nicht Rechnung trägt.

Herzkranke, die Medikamente nehmen, mit denen die Herztätigkeit angeregt wird, sollten mit Kaffee vorsichtig sein, weil das Koffein das Herz ebenfalls anregt und es dann zum Schaden des Herzens zu viel des Guten sein kann.

Kaffee regt die Produktion von Magensäure an, deswegen ist Menschen mit Gastritis oder einem Magengeschwür dringend davon abzuraten. Hier ist jedoch nicht das Koffein der Auslöser, sondern andere Bestandteile des Kaffees.

Der Kaffeegenuss erhöht das Risiko für Herzkrankheiten, nicht wegen des Koffeins, sondern wegen der Neigung von Kaffeetrinkern zu kalorienreicher Nahrung, die wiederum den Anteil schlechten Cholesterins im Blut ansteigen lässt. Dass Koffein Schwangeren und dem Ungeborenen schadet, ist nicht bewiesen. Koffein lässt sich jedenfalls im Blut des Ungeborenen nachweisen und auch in der Muttermilch. In Tierversuchen zeigte sich, dass hochdosiertes Koffein die Frucht schädigt.

Ende 2003 haben Wissenschaftler herausgefunden, dass Koffein neben Schlaflosigkeit, Nervosität, Kopfschmerzen und Abhängigkeit auch Dehydrierung und Knochenabbau verursacht. Diese unerwünschten Nebenwirkungen treten bei Genuss von sechs und mehr Tassen täglich ein. Bis zu drei Tassen pro Tag sind ungefährlich.

Der Flüssigkeitsverlust erklärt sich aus der anregenden Wirkung auf die Nieren, die durch das Koffein mehr Harn produzieren. Da im Harn Kalzium gelöst ist, verlieren wir damit zugleich den Hauptbaustoff unserer Knochen. Kalzium ist wichtig für die Dichte und Festigkeit der Knochen und verhindert die Entstehung von Osteoporose, einer Krankheit, die zu vermehrten Knochenbrüchen führt. Ernährungsbedingter Kalziummangel ist die Hauptursache für Osteoporose. Deswegen empfehlen wir allen Frauen, Kaffee mit fettarmer Milch zu trinken. Kalzium ist auch in anderen Milchprodukten enthalten, etwa in Käse oder Joghurt, aber auch in grünem Blattgemüse. Auch Fischkonserven, in denen die Gräten mitverarbeitet sind, stellen eine ausgezeichnete Kalziumquelle dar.

Wenn wir aufhören, unserem Körper Kaffee zuzuführen, müssen wir die Flüssigkeit über andere Getränke aufnehmen, am besten durch Quellwasser.

15

Gesunder Geist im aktiven Körper

Der Körper braucht Bewegung.
Die Seele braucht Gefühle.

Für einen gesunden Körper, ein gesundes Herz, gesunde Blutgefäße ist Bewegung unverzichtbar. Wir müssen Sport treiben, körperlich aktiv sein, Muskeln an- und entspannen. Auch geistige Tätigkeit wie etwa Lernen oder Gedächtnisübungen sind gut für die Gesundheit. Jedes menschliche Organ, das nicht benutzt wird, verliert allmählich die Fähigkeiten, für die es eigentlich geschaffen wurde. Wenn wir die Muskeln nicht nutzen, atrophieren sie – das heißt, sie schrumpfen, werden immer kleiner und verlieren die Fähigkeit zur Kontraktion. Mit regelmäßigem Training können wir unsere Kondition neu aufbauen.

Das Gehirn wird mit geistigen Übungen trainiert, aber auch mit körperlicher Aktivität. Wissenschaftliche Untersuchungen belegen, dass Menschen, die regelmäßig Sport treiben, glücklicher sind. Wenn wir drei Mal pro Woche 45 Minuten lang spazieren gehen, verändert sich die Chemie unseres Gehirns Richtung bessere Laune. Während der körperlichen Betätigung wächst die

Konzentration der Neurotransmitter Adrenalin und Noradrenalin im Gehirn – sie sorgen bei körperlicher Anstrengung für mehr Ausdauer, beschleunigen Herzschlag und Atemfrequenz und versorgen so mittelbar den Körper mit mehr Sauerstoff. Aber am wichtigsten ist die Entspannungsphase nach der körperlichen Anstrengung. Unmittelbar im Anschluss steigt die Serotoninkonzentration im Gehirn. Serotonin ist der Neurotransmitter, der Glücksgefühle auslöst und gute Laune macht. Wir haben ein Gefühl, als hätten wir einen Preis gewonnen, auch wenn wir den Berggipfel nicht als Erste erreicht haben und auf der Skipiste nicht die Schnellsten waren.

Wir fühlen uns belohnt, weil das Gehirn darauf programmiert ist, körperliche Aktivität zu belohnen. Nach einiger Zeit fällt der Serotoninspiegel wieder und wir fühlen uns unwohl, doch unabhängig vom Auslöser dieses negativen Gefühls gibt es keine effektivere Art, den Serotoninspiegel anzuheben als regelmäßige Bewegung. Dabei ist es unerheblich, welchen Sport wir treiben. Es reicht, wenn wir uns mehrmals die Woche 20 Minuten mit Schwimmen, Radfahren oder ähnlichem beschäftigen. Selbst Wechselduschen – mal kalt, mal warm – trainieren die Blutgefäße und helfen: Auch danach steigt die Serotoninkonzentration im Gehirn messbar an.

Das ist ein Prinzip der heute so beliebten Wellnesscenter – der Körper wird wechselnden Umgebungstemperaturen ausgesetzt. Der Aufenthalt in der Sauna erweitert die Blutgefäße, die ja aus Muskelgewebe gebildet sind, bei der Abkühlung im Kaltwasserbecken ziehen sie sich wieder zusammen. Ergebnis sind biochemische Reaktionen im Gehirn, die uns positive, gute Gefühle verschaffen.

Muskeltätigkeit ist ohne den Mineralstoff Magnesium undenkbar. Magnesium spielt für die Kontraktion von Muskeln und bei der Aktivierung von Nervenzellen eine unmittelbare Rolle. Der Tonus der Blutgefäße, der Blutdruck und die Zirkulation des Blutes bis in die Gliedmaßen hängen davon ab. Magnesium ist an über 300 Enzymreaktionen beteiligt und unentbehrlich, um zugeführte Energie zu nutzen. Ohne Energieverbrauch gibt es keine körperliche Aktivität. Bei depressiv gestimmten Menschen wurden geringere Magnesiumkonzentrationen im Blut nachgewiesen, woraus man den Schluss ziehen kann, dass Magnesium neben seiner unmittelbaren Wirkung auf die körperliche Aktivität mittelbar auch auf die menschliche Psyche wirkt. Bei unserer Ernährung müssen wir daher auf eine ausreichende Zufuhr von Magnesium achten, damit wir über körperliche Aktivität unsere Stimmung heben können.

16

Gewichtsreduktion
und körperlicher Aufbau

Kalorien sind leer.

Leer ist leer.

In diesem Kapitel wollen wir die Aufmerksamkeit auf eine schlichte Tatsache lenken, die heutzutage oft vergessen wird. Dabei hat sie große Bedeutung, wenn wir abnehmen wollen, einem Unterfangen, dem sich heutzutage unzählige Menschen in unserer hoch zivilisierten Welt unterziehen, weil wir mehrheitlich mit einem Überfluss an Nahrungsmitteln leben, die viele unkontrolliert und im Übermaß zu sich nehmen. Wir wollen betonen, dass Gewichtsreduktion niemals ohne genaue Planung angestrebt werden sollte, um die körperlichen Funktionen nicht zu beschädigen. Ohne sorgfältige Planung ist die Gesundheit in Gefahr. Aber jede Anstrengung mit dem Ziel, schlank zu werden, ist willkommen, denn wie wir wissen, ist Dicksein eine massive Bedrohung für den Organismus.

Wie der Architekt fachmännisch und planvoll ein Haus baut, so muss auch der Sprengfachmann herausfinden, wo er die Ladungen anbringen muss, um ein Haus mit möglichst wenig Schaden für die Umgebung und einem Minimum an Dynamit zu zerstören. Dasselbe gilt fürs Abnehmen: Wir sollten wissen, welchen Teil unseres Körpers wir zerstören wollen, und vielleicht wollen wir ja gleichzeitig andere Teile aufbauen. Um abzunehmen, müssen wir uns bewegen und Energie verbrauchen. Das geht am besten mit körperlicher Aktivität, sei es mit einem langen Spaziergang, mehrtätigen Wanderungen: Über mehrere Tage und Wochen durchgehaltene vermehrte Bewegung wird auf jeden Fall Resultate zeitigen, wenn wir uns vorher kaum bewegt haben, sondern hauptsächlich eine sitzende Lebensweise pflegten.

Mehr Bewegung, zur Gewohnheit geworden, steigert den Energieverbrauch, baut Fettpolster im ganzen Organismus ab, natürlich nur, wenn die Energieaufnahme über die Nahrung gleichbleibt; schneller stellt sich der Erfolg ein, wenn wir weniger Kalorien zu uns nehmen. Aber wir dürfen nicht weniger Mineralien und weniger Flüssigkeit zu uns nehmen, beide werden bei gesteigerter körperlicher Aktivität vermehrt benötigt, als wenn wir den ganzen Tag nur sitzen. Wenn wir weniger trinken als vorher, droht Dehydration, ein für die Gesundheit sehr bedrohlicher Zustand, der mit Infusionen bekämpft werden muss. Es ist auch nicht gut, wenn wir zu schnell zu viel abnehmen, dann ist die Leistungsfähigkeit in Gefahr. Nach aktuellen Erkenntnissen ist ein halbes Kilo pro Woche optimal. Wenn uns das zu wenig ist, schaden wir unserem Körper, vor allem unserer Leber, die das ganze abgebaute Fett schließlich verarbeiten muss: Sie setzt das Fett aus den Muskeln in Energie für die Muskeln um.

Viele Menschen reagieren mit Kopfschmerzen, wenn sie zu schnell Gewicht verlieren. Kopfschmerzen sind also ein deutlicher Hinweis, dass man angefangen hat, abzunehmen, aber gleichzeitig ein Warnsignal, dass der Organismus übersäuert, weil die Leber nicht in der Lage ist, die ganze Fettsäure zu neutralisieren, die bei der Fettverbrennung anfällt. Die Leber braucht einfach Zeit, um ihre Aufgabe – den Körper zu entgiften – zu erfüllen. Die Säuren, die sogenannten Ketonkörper, gelangen über das Blut ins Gehirn und führen zu Kopfschmerzen, die uns darauf hinweisen, es mit dem Abnehmen nicht zu übertreiben: Wir müssen unserem Organismus einfach Zeit geben, zu einem optimalen Zustand zurückzukehren, das Schlankwerden ist trotz allem ein Zustand, der den Organismus schädigen kann und darf nur über einen gewissen Zeitraum durchgeführt werden.

Würde es ins Unendliche fortgeführt werden, würde der Körper verschwinden; deswegen sollten wir nur maßvoll abnehmen und uns beim Wunschgewicht ein realistisches Ziel setzen. Merken sollten wir uns vor allem, dass das sogenannte aerobe Training bei der Gewichtsabnahme die besten Ergebnisse erzielt: Es ist ein Training, bei dem das Gewebe jederzeit mit ausreichend Sauerstoff versorgt wird, das wir lange durchhalten und physisch daher nicht so anstrengend ist. Solches Training löst keine Hungergefühle aus, es mindert den Appetit und ist von daher eine zielführende Methode.

Der andere Trainingstyp, das sogenannte anaerobe Training, verbraucht ebenfalls Energie, hat aber zusätzlich den Vorzug, Muskeln aufzubauen. Es ist ein Training, bei dem wir mehr Anstrengung in die einzelne Bewegung legen und diese dafür weniger oft wiederholen. Wenn wir einen Teil unseres Körpers aufbauen und stärken wollen, müssen wir diesen Teil stärker belasten, beispielsweise schrittweise immer größere Gewichte stemmen. Dann bekommt unser Körper positive Impulse und baut in dem geforderten Muskel neue Muskelmasse auf.

Der Körper will sich jedoch auf die neue Situation, in der er stärkere und damit auch größere Muskeln benötigt, einstellen.

Größere Muskeln verlangen Baustoffe, die wir dem Körper über die Nahrung zuführen müssen. Deswegen ist es normal, dass solches Training Appetit macht. Wir sollten proteinreiche Nahrung zu uns nehmen, um unser Ziel – einen gut geformten, starken Körper – zu erreichen. Zum Schluss sollten wir noch wissen, dass wir mit regelmäßigem Training den Appetit sowohl stärken als auch verkleinern können, abhängig von dem Ziel, das wir verfolgen.

17

Körper und Geist stärken

Der Saal ist Einzahl.

Natur ist Mehrzahl.

Schon im antiken Sparta wurden die Soldaten auf einen starken, geschmeidigen Körper trainiert, weil man wusste, dass körperliche Kondition auch Geist und Seele stärkt und beide gesund und ausdauernd macht. Noch heute folgen viele Armeen der Welt diesem alten Grundsatz und legen großen Wert auf die physische Fitness ihrer Soldaten, obwohl diese angesichts der Mechanisierung kaum noch physischen Anstrengungen ausgesetzt sind – alle Armeen verfügen über modernste, schnelle Transportsysteme.

Heutzutage werden die meisten Schlachten von Armeen ausgetragen, die sich eingraben, und statt wie in der Vergangenheit aufeinander loszugehen, versuchen die Gegner, mit zeitgenössischer Technik zu siegen. Waffen sind häufig ferngesteuert, deswegen sind heutige Soldaten weniger körperlichen Strapazen ausgesetzt als einst, dafür aber umso größerem psychischen Stress, denn die Bedienung moderner Präzisionswaffen verlangt äußerste Konzentration, psychische Stabilität, ständige Aufmerksamkeit und Bereitschaft. Heutige Soldaten kehren oft genug nicht nur körperlich verwundet zurück nach Hause, sondern voller seelischer

Narben. Die posttraumatische Belastungsstörung ist inzwischen die häufigste Diagnose bei heimkehrenden Kriegsteilnehmern. Offenbar wird die Notwendigkeit, nur körperlich wie geistig hundertprozentig vorbereitete Menschen in den Kampf zu schicken, nicht ausreichend beachtet. Wer am Krieg teilnimmt, muss nicht nur körperlich, sondern auch mental topfit sein. Hapert es bei der körperlichen Fitness, leidet die geistige Bereitschaft bzw. die psychische Stabilität des Soldaten umso mehr. Man hat den Grundsatz vergessen, dass die Übung des Körpers automatisch auch den Geist übt und dass es keine psychische Stabilität ohne körperliche Topform gibt. Kein Test kann die psychische Stabilität beurteilen, wenn dieser Test nicht auch die körperlichen Parameter in Betracht zieht. Geist und Körper sind unzertrennlich, und doch werden heutzutage psychische Stabilität und körperliche Leistungsfähigkeit einzeln bewertet. Wenn jemand als psychisch stabil gilt, aber keine fünf Kilometer im Dauerlauf bewältigt, hält man ihn dennoch für kriegstauglich. Da ist es notwendig, auf eine neuerliche Einheit von Leib und Seele zu dringen, die der moderne Mensch getrennt hat. Leib und Seele sind ein kompaktes, untrennbares Ganzes und müssen auch als solches gesehen werden.

Deswegen sollten wir uns die Lebensformen früherer Jahrhunderte ansehen und den Körper trainieren, um unsere Seele gesund und stressresistent zu erhalten und sie auf alle Arten von Anforderungen vorzubereiten. Dabei können wir die Art der körperlichen Aktivität auf die gewünschte psychische Wirkung hin recht präzise abstimmen und Trainingsformen wählen, die bestimmte Emotionen auf- oder abbauen.

Sind wir zum Beispiel wütend und unser Gehirn vom Noradrenalin überschwemmt, ist unser Körper infolgedessen voller Energie und der Zorn in uns mit aller Macht zu spüren, werden wir uns kaum zu langsamen, entspannenden Übungen entschließen, sondern eine körperliche Aktivität wählen, bei der wir die aufgestaute negative Energie loswerden können: Wir gehen ins Sportstudio und stemmen schwere Gewichte, wir nehmen zügig einen anstrengenden Berggipfel in Angriff, radeln mit dem Mountainbike steile Hänge hinauf, bewältigen im Laufschritt alle Treppenstufen in den vierten Stock …

Das Ziel ist Erschöpfung, wir wollen uns des negativen Gefühls der Wut entledigen, die negative Energie verbrauchen, damit sie nicht in Stress umschlägt und selbstzerstörerisch wird. Wenn man die Negativität nicht hinauswirft, schädigt sie den Organismus, in dem sie entstanden ist. Der Muskelkater, der in einem an solche Anstrengungen nicht gewohnten Körper infolge der plötzlichen heftigen Aktivität entsteht, ist viel weniger gefährlich als die Krankheiten, die durch lang anhaltenden, ununterbrochenen Stress verursacht werden. Wer bereits unter Krankheiten leidet, darf diesen Umgang mit negativen Energien nur unter ärztlicher Anleitung pflegen, denn der Organismus darf nicht durch zusätzliche Anstrengungen überlastet werden, aber trotzdem ist ein Training in vermindertem Umfang und mit geringerer Intensität absolut notwendig. Beim Trainieren selbst gilt der Grundsatz der Angemessenheit, das heißt, man darf sich nicht unterfordern, denn dann wirkt die Kur nicht, man darf sich aber auch nicht überfordern, denn wir schaden unserem Körper, wenn wir ihm keine Gelegenheit zur Erholung geben, wenn uns das Gehirn entsprechende Signale sendet. Nicht unser Körper, sondern unser Gehirn – denn beide sind eins – signalisiert uns Erschöpfung.

Angespannte, niedergeschlagene Menschen haben keine Lust auf große körperliche Anstrengungen, und sie brauchen solche Trainingsformen auch nicht, sondern sollten sich auf sanftes, entspannendes Üben konzentrieren. Das könnte ein Spaziergang oder eine gemütliche Fahrradtour sein, gemächliches Treppensteigen, aber durchaus auch Gewichtheben, nur eben mit wesentlich weniger Kilos auf den Stangen, so dass wir viel mehr Wiederholungen brauchen, bis nichts mehr geht. Das Ziel ist, unserem Organismus schrittweise und behutsam Energie zuzuführen, denn einem angespannten Körper fehlt Energie. Wir müssen deswegen behutsam und schrittweise vorangehen, weil sonst unsere schlechte Laune die Oberhand gewinnt.

Mit ähnlichen Übungen wie gegen die Niedergeschlagenheit lässt sich auch gegen Trauer ankämpfen, wobei diese Übungen von Beginn an etwas energischer durchgeführt werden sollten, denn Trauer ist ein weniger negatives Gefühl als die Niedergeschlagenheit, und wir kommen schneller zum Glück, wenn wir uns aeroben Übungen widmen, die den Körper wie das Gehirn mit viel Sauerstoff versorgen. Gleichzeitig sorgen wir damit für eine sauberere Verbrennung der Kohlenhydrate in unserem Organismus ohne unerwünschte Abfallprodukte, die beispielsweise für die Übersäuerung unserer Muskeln verantwortlich sind, den Muskelkater also, der bei anaeroben, rasch ermüdenden Trainingsformen entsteht. Deswegen ist Sport an frischer Luft und am besten in Gesellschaft anderer Menschen ein verlässlicher Pfad von der Trauer zum Glück, denn hier wirken Psychotherapie und Empathie in positiver Synergie zusammen.

Ein hervorragendes Beispiel wäre Bergwandern, aber auch Schwimmen oder Mannschaftssportarten wie Volleyball, Basketball, Faustball, Badminton, Golf und so weiter. Skifahren oder das heute populäre Snowboarding verschafft uns mit Sicherheit positive Gefühle, weil im Gehirn durch die physische Anstrengung bei beliebigen Aktivitäten oder Bewegungen Neurotransmitter entstehen. Damit sich der Körper bewegen kann, müssen wir ihm über eine kohlenhydratreiche Nahrung genug Energie zuführen. Am besten eigenen sich Vollkornprodukte, die die Energie über längere Zeiträume verteilt freigeben: So kann man länger trainieren und länger positiv auf sein Gehirn einwirken, in dem sich gute Laune und glückliche Gefühle entwickeln.

18
Schlaf ist Macht

Schlafen heißt stark werden.

Schlaf ist heilsam.

Neben der Nahrung ist guter Schlaf die wichtigste Voraussetzung, damit wir uns gut und gesund fühlen.

Gesunde Gefühle können keine Motivation sein, regelmäßig lange genug zu schlafen und gesund zu essen, denn wenn wir gesund sind, empfinden wir die Notwendigkeit nicht, und wenn wir kein Bedürfnis danach haben, dann verhalten und ernähren wir uns meistens ungesund.

Aus evolutionären Gründen, die zur Arterhaltung in unseren Genen verankert sind, verspüren wir aber das starke Bedürfnis, dem anderen Geschlecht zu gefallen. Noch stärker ist das Verlangen nach guten Gefühlen, das ist überhaupt die stärkste Motivation während der gesamten Lebensdauer eines Menschen.

Um uns gut zu fühlen, greifen wir häufig zu Medikamenten, Drogen, Alkohol und anderen Giften wie beispielsweise Nikotin. Der einzige Unterschied zwischen Gift und Heilmittel ist die Dosis bzw. die Menge. Dasselbe gilt für die Lebensmittel, die wir verzehren. Eine ausreichende Menge eines Antidepressivums heilt den Patienten, eine Überdosis hingegen schadet ihm und wird zum Gift.

Ein Glas Rotwein nach dem Essen ist gut für die Blutgefäße und verlängert unser Leben, derselbe Wein in übertriebener Menge führt zu Alkoholismus und zerstört die Zellen in unserem Gehirn. Ähnlich, aber in umgekehrter Richtung als bei Medikamenten wirkt eine höhere Dosis Schlaf: Es darf nie zuwenig sein, ein Zuviel hingegen schadet nicht. Bei Medikamenten wird ein Zuviel zum Gift, ein Zuwenig hingegen schadet in der Regel nicht.

Zu viel Schlaf schadet nicht, aber wenn wir zu wenig schlafen, schädigen wir unser Gehirn, Schlaflosigkeit kann also zerstörerisch sein. Unausgeschlafene Menschen sind oft gehobener Stimmung, aber immer weniger leistungsfähig. Schlafentzug ist eine Methode, um Depressionen zu bekämpfen, aber sie soll und darf nur unter psychiatrischer Aufsicht angewendet werden. Auf diese einfache Weise lassen sich menschliche Gefühle beeinflussen, bis zu einem gewissen Grad können wir sie heute steuern, sei es über die Wahl unserer Nahrungsmittel, sei es durch Änderung unserer Lebensweise, etwa indem wir sorgfältig darauf achten, dass wir genug Schlaf bekommen. Unausgeschlafene Menschen reagieren genau wie Menschen unter Alkoholeinfluss: Je besser sie aufgelegt sind, desto stärker sind sie in ihren Fähigkeiten beeinträchtigt. Je unausgeschlafener man ist, desto mehr könnte man getrunken haben.

Mit der heutigen Technik lässt sich der Grad der Unausgeschlafenheit nicht feststellen. Deswegen kann man nicht gesetzlich vorschreiben, wie lange zum Beispiel Lastwagenfahrer vor Antritt einer Fahrt geschlafen haben müssen. Der heutigen Medizin ist zwar klar, dass Qualität und Quantität des Schlafs Leistungsfähigkeit und Stimmung beeinflussen, aber nur der einzelne Mensch hat es in der Hand, sich entsprechend zu verhalten. Das ist der

Beweis, dass Gefühle kein Zufall sind, sondern Ergebnis unseres Verhaltens. Weitere Forschungen werden wahrscheinlich enthüllen, dass man über den Schlaf bestimmte Emotionen fördern kann.

19

Immer bereit fürs Glück

Eine Pause bedeutet Kontinuität.
Anhalten heißt schneller vorankommen.

Die medizinische Forschung ist noch nicht soweit, dass wir den Einfluss von Lebensmitteln auf Entstehung und Erhalt unserer Stimmungen genau formulieren könnten, hier sind viele weitere Untersuchungen notwendig. Aber wir wissen doch schon sehr viel. Es ist medizinisch erwiesen, dass Antidepressiva die Rückkehr einer positiven Lebenssicht beschleunigen. Diese Medikamente nehmen wir oral ein, und sie nehmen wie die Nahrungsmittel ihren Weg durch den Verdauungsapparat.

Einige Pflanzen, Johanniskraut zum Beispiel, werden in vielen Ländern ganz offiziell den antidepressiven Substanzen zugerechnet, obwohl es einfache Kräuter sind, die auf der Wiese wachsen. Sie werden nicht in hoch technisierten Laboren von multinationalen, finanzstarken Pharmaunternehmen hergestellt, sondern sind leicht zugänglich und trotzdem sehr wirksam.

Kompliziert und in der Wirkweise undurchschaubar und obendrein noch teuer heißt nicht unbedingt besser oder wirksamer als einfache Dinge, die wir uns problemlos besorgen können. Mit ein bisschen Logik und grundlegenden Kenntnissen über die Physiologie des Menschen können wir ihre Wirkungsweise verstehen.

Über das Serotonin, dessen Synthese durch aktive Substanzen in Medikamenten, bestimmten Pflanzen und Nahrungsmitteln angeregt wird, wissen wir sehr viel, zahlreiche wissenschaftliche Aufsätze wurden dazu publiziert. Komplizierte chemische Abläufe im Gehirn sind wichtig, ohne sie lässt sich das Glück nicht erreichen, aber damit diese Prozesse ablaufen können, brauchen wir Energie, idealerweise sollte die Energiezufuhr ins Gehirn ganz gleichmäßig und stetig sein. Da unser Körper nur eingeschränkt in der Lage ist, Glukose bzw. die Energie für unser Gehirn in gleichmäßiger Konzentration vorrätig zu halten, vor allem, wenn der Abstand zwischen den Mahlzeiten zu groß wird, kommt es zur Hypoglykämie, der gefürchteten Unterzuckerung, bei der der Glukosespiegel im Blut und infolgedessen auch im Gehirn auf Tiefstwerte fällt. Wenn eine Maschine keinen Treibstoff hat, bleibt sie stehen, wenn das Gehirn nicht genug Glukose hat, kann es seine Funktion nicht mehr mit derselben Zuverlässigkeit wie unter optimalen Bedingungen erfüllen. Das ist der einfachste Beweis, dass die Ernährung unsere Gefühle beeinflusst, denn wenn das Gehirn keine Energie bekommt (die aus der Nahrung stammt), fühlen wir uns müde, schlapp, unlustig, unkonzentriert, schläfrig und insgesamt unwohl. Dasselbe geschieht, wenn wir zu lange mit der nächsten Mahlzeit warten, und das ist angesichts der Arbeitszeiten in der modernen Welt häufig der Fall. Das Frühstück ist unentbehrlich, denn es spendet die Energie, die uns durch den Tag bringt, aber gerade diese wichtigste Mahlzeit wird oft ausgelassen. Und selbst wenn, folgt die nächste Mahlzeit oft erst nach dem achtstündigen Arbeitstag. Keine Maschine läuft acht Stunden lang ohne Energie, doch genau das erwarten wir von unserem Gehirn. Wenn es keine Energie aus Kohlenhydraten bekommt, arbeiten die Hirnzellen nicht richtig, synthetisieren nicht genug Serotonin, und in der Folge wird die Stimmung schlecht: Statt mit Elan und Schwung an die Arbeit zu gehen, werden wir mürrisch und angespannt. Das ist einer der Gründe für die epidemische Ausbreitung von Depressionen in den technisch hoch entwickelten Gesellschaften, in denen die grundlegende Funktionsweise des menschlichen Gehirns vergessen wird. Wir müssen unser Gehirn regelmäßig mit einigen größeren oder kleineren Mahlzeiten im Lauf des Tages nähren, um einen ständigen Energiezufluss zu gewährleisten, sollten dabei allerdings aufpassen, dass wir nicht zu viel Energie aufnehmen, denn diese kann nicht verbraucht werden, sondern wird in Form von Fett eingelagert.

Allerdings wird man bei gleicher Kalorienmenge von fünf bis acht kleinen Mahlzeiten täglich weniger schnell dick als von einer oder zwei großen Mahlzeiten.

Der menschliche Körper ist so programmiert, zuerst neue Nahrung zu verbrauchen und Überschüsse gegebenenfalls als Fettgewebe zu speichern, um für schlechte Zeiten gewappnet zu sein. Diese Zeiten bleiben in unserer heutigen zivilisierten Welt aus, und deshalb werden wir dick.

Die Lösung des Problems ist einfach und jedermann zugänglich. Wir müssen stets gesunde Zwischenmahlzeiten dabeihaben und alle paar Stunden etwas essen. Wenn wir einen Regenschirm oder einen Regenmantel bei uns tragen, wenn ungefährlicher Regen droht, können wir doch auch eine kleine, gesunde Mahlzeit dabeihaben, um uns vor negativen Emotionen zu schützen, oder?

20
Die Farbe der Emotionen

Der Regenbogen ist die vollkommene Anordnung der Farben.
Farben sind die Neurotransmitter des Regenbogens.

Farben können unsere Stimmung verändern. Fähige Architekten setzen bekanntlich für die Gestaltung der Innenräume Farbtöne ein, die der jeweiligen Nutzung angemessen sind. Rot regt zu Aktivität an, Grün hingegen wirkt beruhigend. Emotionen wie Wut oder Aggression können vielleicht dadurch ausgelöst werden, dass die für das Sehen zuständigen Hirnareale mit der Wellenlänge von rotem Licht stimuliert werden, indem wir rote Flächen betrachten.

Modeschöpfer wissen um diese wissenschaftliche Annahme, deswegen sind provokante weibliche Kleidungsstücke, die beim anderen Geschlecht für Aufsehen sorgen sollen, eben rot. Wenn Frauen Männer aktivieren und in ihrem Gehirn für Erregung sorgen wollen, dann ziehen sie rote Kleidungsstücke an. Rot ist eine warme Farbe, sie reizt und stimuliert. Sie beunruhigt und setzt in Bewegung.

So wie das Feuer warm und rot ist, so sind auch die Emotionen, die Rot auslöst. Rotes Fleisch hat dieselbe Wirkung wie rote Farbe, allerdings nicht vorrangig wegen der visuellen Stimulation des Gehirns, sondern weil es Vorläufersubstanzen des Neurotransmitters enthält, der im Gehirn als Noradrenalin Exzitabilität hervorruft.

Exzitabilität bedeutet, dass die Gehirnaktivität angeregt wird und Reizbarkeit entsteht, also die Grundlage für ein aggressives Verhalten, falls es dazu kommen sollte. Dennoch ist es nur zum Teil richtig, dass eine proteinreiche Ernährung Aggressionen wecken kann, denn auch Geflügel und Fisch enthalten viele Proteine, doch das weiße Fleisch enthält mehr Substanzen, aus denen Serotonin synthetisiert wird, und dieser Neurotransmitter ist für das Glücksgefühl entscheidend. Das Fleisch von Fisch und Geflügel ist nicht rot und fördert nicht Gefühle, die aus der roten Farbe rühren, denn seine chemische Zusammensetzung ist eine andere.

Eine wichtige Tatsache, die man berücksichtigen muss, ist die Art, wie heute in großen Zuchtanlagen Tiere gehalten werden, um sie zu Fleischprodukten zu verarbeiten. Wenn die Haltung inhuman ist und das Tier spürt, dass es getötet werden wird, schüttet sein Organismus große Mengen von Neurotransmittern aus, die Aggression und Wut hervorrufen – eine normale Verteidigungsreaktion des Körpers. Und natürlich kann solches Fleisch beim späteren Verzehr im Konsumenten dieselben Emotionen wecken, schließlich isst er ja die Bestandteile, aus denen sie chemisch zusammengesetzt sind. Deswegen sind Vegetarier in der Regel ruhige Persönlichkeiten, Fleischesser hingegen aggressiver. Der Jäger muss, will er seine Beute fangen, schnell sein, beweglich, aggressiv und reaktionsbereit. Mit unserer Ernährung beeinflussen wir unseren Lebensstil.

Grün ist die Farbe, die unsere Gefühle beruhigt. Der Blick auf eine grüne Wiese oder das blaue Meer ist erholsam und entspannend. Im Gehirn entstehen inhibierende Neurotransmitter, die unsere Aktivität verlangsamen oder hemmen. Verlangsamt sich die Aktivität, erholen wir uns, unser Organismus sammelt neue Energie für eine kommende Phase, in der wir wieder aktiv sein müssen. Auch diese wissenschaftlich erwiesene Tatsache ist Architekten bekannt: Sommerurlaubsziele oder Freizeiteinrichtungen werden überwiegend an Seen oder am Meer gebaut.

Für Räume, in denen geschlafen oder entspannt werden soll, sollte man grüne oder blaue Farbtöne wählen, damit sie ihren Zweck erfüllen können. Vermittels der gewählten Farbe kann man die Gefühle von Hotelgästen lenken, so dass sie sich wohlig entspannt fühlen, von ihrem Aufenthalt schöne Erinnerungen mitnehmen und wiederkommen, wenn ihr stressiger Alltag neuerlich nach Rekreation verlangt. Denselben Einfluss wie die Farbe der Inneneinrichtung können bis zu einem gewissen Grad auch die Farben der Lebensmittel haben, die wir essen: Grüne Lebensmittel (also meistens Gemüse und Obst) können für längere Phasen glücklich machen, weil das Dopamin synergetisch die Wirkung des Glückshormons Serotonin verstetigt. Auch wenn Wasser eigentlich durchsichtig und Milch weiß ist, wirken beide auf unsere Gefühle wie Blau; sie beruhigen und entspannen, sie kühlen die Hitze der Aggression und der Leidenschaft.

Gelb ist die Farbe der Sonne, des goldgelben Korns, die Farbe des Glücks und des Lebens und des Elements Erde. Mit Blau gemischt ergibt Gelb Grün, die Farbe der Ruhe. Während Blau nur beruhigt, gibt Grün zusätzlich neuen Lebensmut, weil im Grün auch das Gelb steckt und Gelb die Farbe des Lebens, der positiven Lebensenergie und des Glücks ist. Gelb wird vom menschlichen Gehirn am schnellsten und einfachsten wahrgenommen, weil es von sich aus das Glück sucht. Und während Gelb das Gehirn vorbereitet und den Ausstoß von Serotonin steigert, ist die Wirkung von gelben Nahrungsmitteln wie dem Getreide, vor allem von Produkten aus vollem Korn, wesentlich stärker. Solche kohlenhydratreichen Lebensmittel geben dem Organismus Energie, können aber neben diesem unentbehrlichen Energietransfer auch Glück vermitteln, und mit solch neuem Schwung wird der Tag schöner. Wenn wir Körper und Gehirn mit gelben Lebensmitteln nähren, nimmt auch unser Charakter die gelbe Farbe des Glücks an.

Wenn wir dem menschlichen Gehirn neben der farblichen Anregung in der Umwelt auch die Baustoffe zuführen, aus denen das Glück gemacht ist, kann es Glück empfinden, denn wir haben ihm die elementaren Komponenten des Glücksgefühls und der guten Empfindungen gesichert. Berühmte Hotels und Ferienanlagen richten ihre Speisekarte nach diesen neuen medizinischen Erkenntnissen aus, und wir können heute die Wirkung der Farben, über die wir unsere Gefühle zu lenken vermögen, durch die gewählte Kost massiv steigern.

21
Der Duft der Emotionen

Düfte fliegen im Wind.
Gestank kommt von allein.

Unsere Gefühle entstehen aufgrund äußerer Reize im Gehirn. Trauer und Glück, Wut und Niedergeschlagenheit kommen nicht von allein, sie sind Folge von Ereignissen außerhalb unseres Körpers. Wenn der Bergsteiger einen Gipfel erklimmt, fühlt er Zufriedenheit, vor allem aber Glück, weil er sein Ziel und den höchsten Punkt erreicht hat und dieses Erlebnis ist beglückend. Menschliche Gefühle sind meistens Ergebnis von zwischenmenschlichen Beziehungen. Will ein Kind die gesunde Mahlzeit, die seine Mutter mit Liebe zubereitet hat, nicht essen, so ist die Mutter traurig. Wenn das Kind vorher Süßigkeiten gegessen und deswegen keinen Hunger hat, wird sie wütend. Doch auch wenn zwischenmenschliche Beziehungen die Hauptursache für die Entstehung von Gefühlen sind, gibt es weitere Stimuli, die direkt auf das Gehirn wirken.

Die Riechnerven kommen aus dem Gehirn über Öffnungen im Schädel zu der Oberfläche der Nasengänge, durch die wir atmen. Die Luft, die wir einatmen, wird in der Nase erwärmt und befeuchtet und wandert weiter in die Lunge, wo der Sauerstoff ins Blut gelangt und auf alle Organe verteilt wird. Sauerstoff ist absolut lebensnotwendig. Aber neben diesem lebensnotwendigen Bestandteil enthält die Luft seelennotwendige Bestandteile: Gerüche. Geruchsstoffe werden vom Gehirn direkt rezipiert, und es kann nicht anders, es muss auf sie mit Gefühlen reagieren.

Ob es ein angenehmes oder unangenehmes Gefühl ist, hängt von dem Geruch ab, den wir einatmen. Das ist der offensichtlichste Beweis, dass sich über äußere Einflüsse die Gefühle von Menschen manipulieren lassen, und zwar mit recht einfachen Mitteln. Wenn wir wissen, welche Gerüche welche Emotionen auslösen, können wir einen Schritt weiter gehen und nicht nur die Entstehung angenehmer und unangenehmer Gefühle über Gerüche stimulieren, sondern mit einem bestimmten Geruch bestimmte Emotionen hervorrufen.

Wissenschaftliche Untersuchungen konnten belegen, dass Rosendüfte während des Schlafes schönere, ruhigere Träume hervorrufen. Daraus kann man schließen, dass Gerüche nicht nur auf unsere bewussten Empfindungen wirken, sondern auch das Unterbewusstsein beeinflussen, während wir uns erholen und auf neuerliche Aktivitäten vorbereiten. Die bekanntesten Düfte, die im Zusammenhang mit der Stimmungsbeeinflussung genannt werden, sind Lavendel und Rosmarin. Einige der angesehensten psychiatrischen Krankenhäuser Europas und Kroatiens legen auf den Grünflächen um die Gebäude herum Lavendelplantagen an. Der Duft dieser Pflanze liegt in der Luft, wird von allen Personen im Umkreis eingeatmet, wirkt über die Nasenschleimhäute auf ihr Gehirn und provoziert dort die Bildung des Neurotransmitters GABA, der eine hemmende, therapeutische Wirkung auf Wutzustände hat, die für Stresssituationen typisch sind. Ein Spaziergang durch Lavendelfelder hat also eine heilsame Wirkung, er beruhigt und entspannt und beschleunigt den Weg zurück zu seelischer Ausgeglichenheit.

Aus diesem Grund finden sich in Wellnesscentern Lavendelarrangements, man will synergetische Effekte erzielen und die anderen wohltuenden Anwendungen in solchen Tempeln des Wohlbefindens in ihrer Wirkung verstärken (vorausgesetzt, sie werden fachgerecht geführt – das haben wir an anderer Stelle bereits ausführlich erörtert). Auch zu Hause oder im eigenen Garten lässt sich diese angenehme Atmosphäre je nach gewünschter Raumwirkung leicht herstellen. Wenn wir heftigen Zorn mit einem Strauß Lavendel oder einem Rosmarinzweig überwunden haben, können wir bei der Steuerung unserer Gefühle über Gerüche einen Schritt weiter gehen und Trauer mit Zimt bewältigen. Zimt, Zeder, Sandelholz und andere holzige Duftnoten haben die Wirkung von Serotonin und machen glücklich. Wahrscheinlich erinnern wir alle uns an eine Situation, in der die Mutter oder eine andere geliebte Person Apfelstrudel aus dem Ofen holte und sich der Geruch von Zimt in der ganzen Küche ausbreitete. Das ist sicher ein glücklicher Moment gewesen, denn nicht nur der Geruch, auch der Genuss des kohlenhydratreichen, süßen Lebensmittels und die Nähe lieber Menschen wirken auf das Gehirn ein – wie könnte es auf diese dreifache Einflussnahme nicht mit guter Laune reagieren? Frühlingsblumen, vor allem der Duft von Rosen, Veilchen und Maiglöckchen, vertreiben Lethargie und Lustlosigkeit. Die Seele fühlt sich freier und belebt, unser Körper wird beweglicher, wenn solche Gefühle das Gehirn überschwemmen und positive Lebensenergie in der Luft liegt.

Blumen bedeuten Liebe, Liebe ohne Energie aber gibt es nicht, Energie ohne Noradrenalin gibt es ebenso wenig, und so liegt der biochemische Kreislauf der Entstehung von Gefühlen vor uns.

Auch der Duft von Obst wirkt sehr stark auf menschliche Gefühle. In verschiedenen Lebensmitteln verbinden sie sich mit Holzdüften, etwa wenn wir Apfeltee mit Zimt trinken.

Dieses Produkt ist eine unübertreffliche Kombination mit synergetischer Wirkung im Dienste von Düften induzierter, positiver Gefühle: Der Zimt fördert das Serotonin, der Apfel das Dopamin. Das Serotonin löst Glücksgefühle aus, der Neurotransmitter Dopamin verleiht dem Glück Dauer und Stabilität. Dann sind wir länger und intensiver glücklich. Die Wärme des Tees verstärkt die Wirkung noch und sorgt für gute Laune. Wenn wir aus einer kalten, regnerischen Nacht in einen trockenen, hellen Raum kommen und den Apfel-Zimt-Tee riechen, werden all diese „glücksliebenden" Dinge zusammenwirken, und wir werden uns besser fühlen. Auch die anderen Obstgerüche sind gut, besonders stark wirken Zitrusfrüchte, also Zitrone, Orange, Mandarine, Grapefruit. Das wussten schon unsere Großmütter, als sie Mandarinenschalen auf den Ofen legten, damit sich das ganze Zimmer mit ihrem Duft füllte. Lebenserfahrung und Weisheit hatten sie gelehrt, was sich wissenschaftlich erst seit kurzem belegen lässt. Es braucht nicht viel, um gute Laune zu erzeugen, manchmal genügt schon ein Stück Mandarinenschale, auf rechte Weise eingesetzt.

Wut: Lavendel, Rosmarin, mediterrane Kräuter
Niedergeschlagenheit: Blumendüfte, vor allem Rosen
Trauer: Holzdüfte, Zimt, Zeder, Sandelholz
Glück: Früchte wie Äpfel, Zitronen oder Orangen

22
Wellnessgefühle

Warm und kalt.

Feucht und trocken.

Wir können vier Eigenschaften der Materie fühlen: kalt und warm, trocken und feucht. Das hat schon Aristoteles gewusst und sie den vier Elementen Wasser und Feuer, Erde und Luft zugeordnet.

Auch wenn sich menschliche Emotionen nicht wie die Elemente anfassen lassen, kommen ihnen doch die Eigenschaften Wärme, Kälte, Trockenheit oder Feuchtigkeit zu.

Mit diesem Wissen können Wellness-Experten mit ihren Anwendungen in den Menschen genau die Empfindungen hervorrufen, die in deren jeweiliger Situation oder Verfassung genau richtig und wünschenswert sind. Wenn jemand wütend ist, soll er sein Mütchen kühlen, wie es im Volksmund heißt, und das kann man durchaus wörtlich nehmen: Der Kälteraum im Wellnesscenter mindert die Wut, das überschäumende Gemüt erkaltet. Die äußere Atmosphäre wirkt über die Sinnesrezeptoren am Körper auf das Gehirn, vermindert den Ausstoß reizbar machender Neurotransmitter, der gesamte Organismus wird verlangsamt und

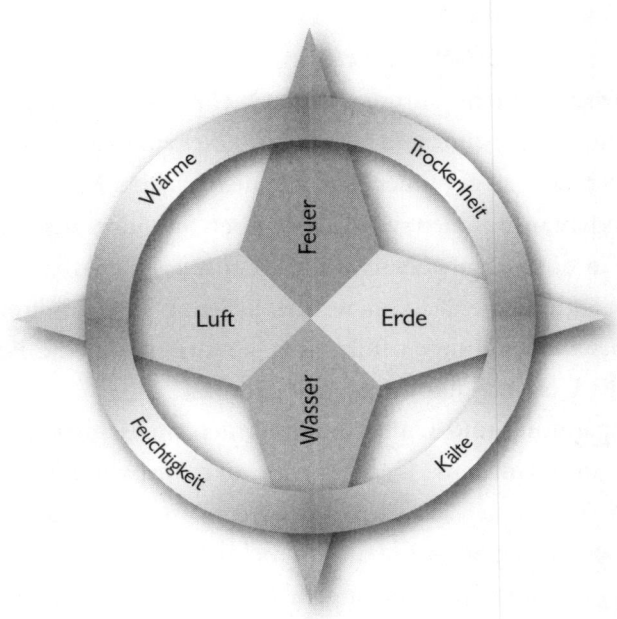

hiberniert. Wut ist das Gefühl mit dem größten Aktivitätslevel, sie kann nicht in kalter Umgebung entstehen, die auf menschliche Aktivität hemmend wirkt.

Kälte ist so unerwünscht wie das Gefühl der Wut, aber im richtigen Moment auf die richtige Situation angewandt, kann sie sich segensreich auswirken. Sie kann starken Stress reduzieren, auf den wir mit Wut reagieren, sie wirkt heilend auf das sogenannte Burn-out-Syndrom, bei dem die übergroßen körperlichen und mentalen Ansprüche an einen Arbeitnehmer durch den Arbeitgeber bei dem Beschäftigten zu einer vollständigen, totalen Erschöpfung führen. Manchmal ist es auch hausgemacht, weil sich einige Menschen selbst privat wie beruflich überfordern. Hoch gesteckte Ziele sind nicht einfach zu erreichen und brauchen Zeit, aber heutzutage wollen alle alles sofort haben, das ist unrealistisch und so kommt es zu diesem Syndrom. Statt die Erwartungen zurückzuschrauben und realistischere Ziele zu setzen, verordnen die heutigen Großunternehmen ihren Führungskräften Wellnessanwendungen und schicken sie entspannt und gestählt von Neuem in einen Wettbewerb, der nicht zu gewinnen ist. Es ist nicht richtig, Menschen, die sich ausgebrannt fühlen, wieder derselben Situation auszusetzen, die sie in diese Lage gebracht hat. Man muss die Arbeitsbedingungen ändern, die sie krank werden ließen. Die Behandlung mit Kaltwasseranwendungen hilft, aber sie kuriert nur die Folgen, nicht die Ursachen des Burn-out-Syndroms.

Anspannung und Unlust bremsen den menschlichen Organismus insgesamt aus. Das Zentrum der Anspannung sitzt im Gehirn, äußert sich jedoch am ganzen Körper. Er wird schwer, wir haben keinen Schwung und zu nichts Lust, mögen uns weder geistig noch körperlich betätigen. In schweren Fällen verlieren wir sogar den Lebenswillen. Dann müssen wir unbedingt sofort etwas unternehmen, uns von Psychotherapeuten helfen lassen und Medikamente einnehmen. Unterstützend wirken warme, helle Anwendungen. Maschinen müssen warmlaufen, sagt man, auch diese Volksweisheit kann man wörtlich nehmen, denn in warmer Umgebung entsteht schneller der Wunsch nach Aktivität, auch bei lethargischen Menschen. Für sie empfiehlt sich daher die Sauna, sie sollten ihren Körper richtig aufheizen, denn Wärme ist die Voraussetzung für einen positiven, optimistischen Blick auf das Leben und für gute Gefühle. Wenn zu der Niedergeschlagenheit noch Trauer kommt, ist das Dampfbad anzuraten, in dessen Feuchtigkeit sich das positive Potenzial eines Menschen entfalten kann – so wie das Wasser Pflanzen wachsen und prächtig grün werden lässt.

Ist ein Mensch glücklich, dann braucht er nicht viel, schon frische, trockene Luft reicht ihm, um gut gelaunt und fit zu bleiben.

Die finnische Sauna wirkt sich positiv aus, sie regt zum Schwitzen an und befreit den Körper von toxischen Stoffen, die beim Stoffwechsel als Abfallprodukte anfallen. Anschließend sollten wir die verlorenen Vitamine, Mineralstoffe und Flüssigkeitsmengen ergänzen, indem wir Obst- und Gemüsesäfte trinken.

Verstärkt werden die positiven Effekte durch körperliche Aktivität.

23
Musik der Emotionen

Musik ist eine Versammlung geordneter Noten.
Noten sind die Neurotransmitter der Musik.

Bei Sylvesterfeiern fehlt selten die Musik. Es ist meist eine rasche, rhythmusbetonte Musik, wir wollen glücklich und festlich ins neue Jahr starten, wir wollen, dass das Glück ein ganzes Jahr vorhält, zu dem wir uns gegenseitig beglückwünschen.

Aus dieser allgemeinen Beobachtung lässt sich schließen, dass schnelle Rhythmen Glücksgefühle auslösen, dass wir unbewusst mit rascher Musik Glück anstreben. Wenn wir wissen, welche Musik welche Gefühle auslöst, können wir das bewusst steuern und haben ein weiteres Instrument in der Hand, um unsere Empfindungen zu kontrollieren.

Es ist kein Zufall, dass Soldaten beim Angriff gegen den Feind schnelle Marschmusik vorgespielt bekommen. Der schnelle Rhythmus hebt die Stimmung, obwohl viele den Tod finden werden und das keine besonders optimistisch stimmende Aussicht ist. Dazu kommt der Effekt der Lautstärke, die aggressiv und kämpferisch macht.

Menschen gewinnen durch laute Musik Energie, sie werden unter dem Einfluss des Noradrenalins aber auch wütend, denn dieser Neurotransmitter drängt auf Aktivität. Sirenen sind laut, weil die Menschen schnell reagieren müssen, Gleiches gilt für den morgendlichen Weckruf in der Kaserne. Mit Geräuschen beeinflussen wir Gefühle und Verhalten. Welche Musik wir wählen sollten, ist von den Gefühlen und Aktivitäten abhängig, die wir auslösen möchten.

Trauer und Niedergeschlagenheit sind die Gegensätze zu Glück und Wut. Sie haben gegensätzliche Eigenschaften und die Musik, die sie beeinflusst, ist ebenfalls gegensätzlich. Trauer verlangt langsame Musik. Wenn wir traurig und voll empfindsamer Melancholie sind, greifen wir zu ebensolcher Musik, schwer, getragen, langsam: Stichwort „Blues".

Die Musik selbst enthält keine Gefühle, sie ist leblose Materie. In traurigen Lebensabschnitten gefällt uns langsame Musik, wenn diese Abschnitte kurz und vorübergehend sind. Langsame Musik verstärkt die Trauer, wir erleben sie noch intensiver.

Niedergeschlagenheit, das Gefühl der Unlust, das Gefühl, das wir nicht einmal Musik hören mögen, verlangt nach ruhiger Musik. Viele Studien konnten die unbezweifelbare, unmittelbare Wirkung von Musik auf das Verhalten und die Stimmung von Menschen zeigen. Das geht soweit, dass Arbeitgeber ihren Angestellten gestatten, bestimmte Musik zu hören, damit sie effektiver und engagierter arbeiten.

Es gibt einen Zweig der Medizin, der Musiktherapie genannt wird. Hier versucht man, mit bestimmter Musik spezifische Krankheiten zu heilen. Manche Untersuchungen belegen sogar, dass Pflanzen besser wachsen, wenn sie mit den anerkannten Meistern der klassischen Musik beschallt werden. Aus all dem geht klar hervor, dass Musik unsere Welt beeinflusst, und es ist an uns, die richtige Musik für die jeweilige Situation auszuwählen.

Wiederholen wir:

Schnelle Rhythmen: Freude
Langsame Rhythmen: Trauer
Laut: Wut
Leise: Niedergeschlagenheit

24
Geschichte ist die Lehrerin der Gefühle

Die Vergangenheit ist gestern.
Gestern ist heute.

Wichtige Erkenntnisse für unser Leben können wir nicht nur aus den wissenschaftlichen Forschungsergebnissen ziehen, sondern auch aus der Vergangenheit: Wie haben Menschen früher gelebt? Dieser Blick enthüllt, dass sich der moderne Mensch das Leben oft unnötig schwer macht, denn so manche Änderung der Lebensweise ist nicht gesund. Das moderne Leben diktiert uns Arbeitszeiten in Fabriken und Unternehmen, die sich nicht an unseren körperlichen und seelischen Bedürfnissen orientieren – ohne dass die Unternehmen das wollten, sie wissen einfach nicht, wie sie ihre Angestellten in einer natürlichen Umgebung arbeiten lassen, ihnen so mehr Zufriedenheit und Wohlergehen zusichern und für sich selbst letztlich auch mehr Produktivität und damit höhere Gewinne verbuchen könnten.

In grauer Vorzeit waren die Menschen Jäger und Sammler, die morgens aus der Höhle kamen, in der sie die Nacht verbracht hatten, und sich tagsüber auf die Beschaffung von allem, was sie zum Leben brauchten, konzentrierten. Da sie nachts schliefen, mussten die Urmenschen im Lauf des Vormittags Lebensmittel nutzen, die überwiegend aus Kohlenhydraten bestanden, also Nahrung aus Getreide, das anzupflanzen sie gelernt hatten, oder indem sie Wurzeln und andere Pflanzen sammelten. Nach einer solchen energiereichen Mahlzeit hatte der Urmensch genug Kraft, um auf die Jagd zu gehen und sich über erlegte Tiere die für seinen Organismus notwendigen Eiweiße zuzuführen. Nachmittags kehrte er von der Jagd heim und musste den gefangenen Fisch oder das Wild dann noch auf die damals übliche primitive Weise zubereiten. Auch das kostete Zeit. Erst gegen Abend, frühestens am späten Nachmittag stand die proteinhaltige Mahlzeit zur Verfügung und konnte konsumiert werden.

Der kurze historische Abriss zeigt, wie vollkommen die Natur die innere Uhr der Menschen und ihren Bedarf an bestimmten Nahrungsbestandteilen aufeinander abgestimmt hat: Morgens brauchen wir Energie, abends vor der Ruhephase Stoffe zur Erneuerung unseres Organismus.

In vorgeschichtlicher Zeit war der Kühlschrank noch nicht erfunden, Lebensmittel anders als heute nicht lange haltbar und nicht jederzeit konsumierbar. Trotz seiner Vorteile hat dieses moderne technische Gerät den physiologischen Ernährungszyklus der Menschen gestört. Heute können wir Fleisch und Fisch – die Haupteiweißlieferanten – über Tage und Wochen frisch halten, und wir verzehren sie häufig zu Tageszeiten, die für unseren Körper nicht so optimal sind. Der Kühlschrank beeinträchtigt also unser Gefühl für den richtigen Zeitpunkt eines Nahrungsmittels.

Unser Körper hat sich in einem Tausende von Jahren dauernden Prozess an die in vorgeschichtlicher Zeit übliche Ernährungsweise angepasst; um sich an die heutige Ernährungsweise zu gewöhnen, bräuchte er wiederum Tausende von Jahren. Wir können nicht einfach abschütteln, was die Natur in der Zeit der Entstehung unserer Gattung in uns angelegt und programmiert hat, wir müssen unsere Herkunft ebenso berücksichtigen wie aktuelle Forschungsergebnisse, und wir müssen den Einfluss des Essens auf die untrennbare Einheit von Leib und Seele kennen.

Wir wollen uns nicht in philosophischen Erörterungen verlieren, aber es empfiehlt sich, zu der vorgeschichtlichen Ernährungsweise zurückzukehren, denn auf diese ist der moderne Mensch noch determiniert. Eine Ernährung gemäß den noch zu entwickelnden Disziplinen der Nutrigenomik oder der Neurotrophologie beruht auf den Annahmen, wie sich die Menschen damals ernährt haben, auch wenn sie noch nichts von Wissenschaft wussten, sondern sich an die Gesetze der Natur hielten und je nach den für eine bestimmte Tages- oder Jahreszeit typischen Emotionen bestimmte Dinge zu bestimmten Zeiten aßen.

Ich denke dabei an die Tatsache, dass wir in der kalten Jahreszeit, in der die Nächte lang, die Tage kurz und die Sonnenstrahlen selten sind und manche Tiere ihren Winterschlaf halten, weniger Nahrung brauchen. Aber das begreift der moderne Mensch nicht und fängt erst im Frühjahr mit radikalen Abmagerungskuren an.

Das Frühjahr ist von dem Aufschwung in der Natur und rings um uns geprägt, alles will grünen und blühen und dafür ist eine größere Menge Energie nötig: Wir dürfen nicht gegen diesen natürlichen Rhythmus ausgerechnet in dieser Zeit Diät halten. Wir blockieren damit nur einen wünschenswerten Prozess, der glücklich macht und Freude ebenso wie Lebenssinn schafft.

Die richtige Zeit für eine Diät ist der Herbst oder der Winter, keinesfalls das Frühjahr oder der Sommer.

25
Glückspillen – wie nah sind wir dran?

Die Zukunft ist heute.

Heute ist jetzt.

Seit Menschengedenken träumen wir von Pillen oder Elixieren, die Glück oder Liebe bringen. Schon die Alchemisten, das wissen wir aus alten Aufzeichnungen, hinterließen Notizen für die Herstellung eines Zaubertranks, mit dem sich in jungen Mädchen die Liebe zu einem reichen Tattergreis wecken ließ, der sich die Rechnung für die Alchemisten leisten konnte. Dieses Ziel wurde bis heute nicht erreicht, aber Wissenschaftler haben unlängst entdeckt, dass sich im Gehirn von Verliebten, insbesondere aber von stillenden Müttern, die sich mit ihrem Kind innig verbunden fühlen, eine größere Menge an Oxytocinen feststellen lässt, die das Gefühl von Verbundenheit auslöst, vielleicht auch die Liebe zu einem anderen Menschen.

Man geht davon aus, dass eine Person, der durch Tabletten oder eine Injektion Oxytocine künstlich zugeführt würden, eine größere Verbundenheit und Zuneigung zu einer Person empfinden würde, in deren Gesellschaft sie sich befindet. So gesehen könnte man zu dem Schluss kommen, dass die Verwirklichung der alten Vorstellung, mit einem Zaubertrank eine Person verliebt zu machen, nicht mehr ganz so fern liegt. Man muss nur noch die Neurotransmitter im Gehirn finden, die Liebesgefühle auslösen, und größere Mengen der Bestandteile dieser Neurotransmitter in den Organismus bringen, damit sie sich dort bilden können, oder sie besser noch schon fix und fertig ins Gehirn schleusen, damit sie sich schnellstmöglich an die Rezeptoren in den Zellen hängen und bei der behandelten Person das gewünschte Gefühl erzeugen.

Wie nah wir dem Ziel sind, zeigt die massenhafte Anwendung von Antidepressiva im vergangenen Jahrzehnt. Ihre Nutzung steigt mit dem Vorkommen von Depressionen, die bald schon die häufigste Krankheit sein werden, noch vor den Herzkreislauferkrankungen, die dank besserer Vorsorge und Aufklärungsarbeit auf dem Rückzug sind. Wir wissen heute, dass Antidepressiva aus der Gruppe selektiv hemmender Substanzen namens SSRI („selective serotonin re-uptake inhibitor") die Serotoninkonzentration im Gehirn steigern, also den Neurotransmitter, der für gute Laune zuständig ist. Auf den ersten Blick könnte man meinen, wir hätten die Pille fürs Glück schon. Wir gestehen es uns aber noch nicht ein, denn Antidepressiva dürfen legal nur verschrieben werden, wenn ärztlicherseits eine schwere Depression festgestellt wurde. Das ist derzeit auch gerechtfertigt, denn die Depression ist eine außerordentlich schwere Erkrankung, für deren Heilung man mindestens neun Monate veranschlagen muss und bei der Rückfälle häufig sind: Geheilte Personen sind eine Zeitlang gesund und erkranken dann erneut.

Die Heilung gelingt nur mithilfe einer Psychotherapie, bei der der Kranke lernen muss, dass Tabletten nur eine vorübergehende Maßnahme sein können, er aber mittelfristig ohne solche Hilfsmittel auskommen muss. Nur in extremen Härtefällen ist die lebenslängliche Einnahme von Antidepressiva zulässig, nur in solchen Fällen, in denen ein Leben ohne Tabletten überhaupt nicht möglich ist, und darüber müssen mehrere Psychiater befinden.

Es besteht die Möglichkeit des Missbrauchs, wenn Antidepressiva laienhaft als *Glückspillen* erklärt werden. Der häufigste bekannte Missbrauch ist die Verschreibung von Antidepressiva nach Schönheitsoperationen durch den behandelnden Chirurgen: Die Pillen sollen das Abnehmen bzw. das Halten des Wunschgewichts erleichtern und so den Operationserfolg möglichst lange erhalten. Viele dicke Patienten sind depressiv, in ihrer Niedergeschlagenheit suchen sie Trost bei Schokolade und anderen Süßigkeiten, die kurzfristig die Glukosekonzentration im Blut ansteigen lassen und schnelle Stimmungsaufhellung bewirken. Weil die Wirkung ebenso schnell verpufft, greift der Patient erneut zu Süßigkeiten – und ist rasch in dem Teufelskreislauf gefangen, der ihn dick und dicker werden lässt. Aber diesen negativen Zusammenhang durchbricht man nachhaltig nicht mit Antidepressiva, sondern mit einer Psychotherapie und einem veränderten Lebensstil.

Häufig brechen Patienten, die Antidepressiva von Nicht-Fachärzten verschrieben bekamen, die Einnahme ab, weil sie trotz der Tabletten traurig, lustlos und niedergeschlagen sind. Man hätte ihnen erklären müssen, dass die Wirkung erst nach längerer Einnahme einsetzt, mindestens drei Wochen oder 21 Tage brauchen die Wirkstoffe aus der SSRI-Gruppe (die am häufigsten zur Behandlung von Depressionen verschrieben werden), bevor sie spürbare Erfolge zeitigen. Diese Zeit muss man abwarten, erst danach steigt die Serotoninkonzentration im Gehirn an und die Stimmung verbessert sich.

Die Heilung verlangt Geduld, Antidepressiva sind kein Medikament für kurzfristige Glücksgefühle, und wer sie in dieser Hoffnung einnimmt, wird enttäuscht werden.

Danksagung

Schreiben ist ein einsames Geschäft, sagt man, doch meine Erfahrung ist genau umgekehrt. Ohne Teamarbeit und die Unterstützung lieber Menschen hätte dieses Buch nicht das Licht der Welt erblickt. Es gab auch zerstörerische Kräfte, doch sie waren eindeutig in der Minderheit gegenüber den kreativen Menschen, die offen, frei und sehr großzügig ihre schöpferische Energie und ihre Fähigkeiten verschenken und Dank und großen Respekt verdienen.

An erster Stelle danke ich der geschätzten Monika Jünemann, Leiterin des Windpferd Verlages, die mir die Möglichkeit eröffnet hat, mein Werk im deutschsprachigen Raum zu publizieren. Dr. Alida Bremer danke ich für ihre Erfahrung und ihre Ratschläge, mit denen sie uneigennützig bei diesem Buch geholfen hat.

Mein besonderer Dank gilt Prof. Dr. Đulijano Ljubičić, dem Autor des Lehrbuchs „Duhovnost i psihijatrija" (Seelenleben und Psychiatrie), der als führender Psychiater in unserer Region Zeit fand, dieses Werk zu rezensieren und dies trotz seiner Funktionen als Leiter einer Klinik, Vizepräsident der kroatischen Psychiatrischen Gesellschaft, Mitglied der Arzneimittelkommission beim Kroatischen Krankenkassenverband (HZZO) in Zagreb, Seminarleiter im Bereich Psychiatrie an den medizinischen und juristischen Fakultäten der Universität in Rijeka und Vorsitzender der Gesellschaft „Zajedno" in Rijeka, die sich mit der Weiterentwicklung mentaler Gesundheit beschäftigt. Er hat seine Ausbildung zum Facharzt an der deutschen psychiatrischen Klinik in Werstein absolviert und später als stellvertretender Chefarzt die Klinik in Haldem geleitet.

Ich danke auch den Rezensenten Dr. Dr. Alen Ružić, Facharzt für innere Medizin und spezialisiert auf Kardiologie, Seminarleiter im Bereich Klinikernährung an den medizinischen und zahnmedizinischen Fakultäten in Rijeka, Direktor des kardiologischen Dienstes und der kardiologischen Rehabilitation mit Thalassotherapie in Opatija sowie Gründer und langjähriger Leiter des Zentrums für Ernährungsstörungen. Ich danke ebenfalls Anđela Jeličić, M. A., Theologin und Co-Autorin des Studienlehrbuchs „Duhovnost i psihijatrija". Sie alle sind führende Wissenschaftler auf ihrem Gebiet und haben mit ihren fachlichen Äußerungen zur multidisziplinären Rezension und somit zur Qualität des Buches beigetragen. Für seine fachliche Meinung zum Buch bedanke ich mich auch bei Prof. Dr. Dinko Vitezović, Spezialist für klinische Pharmakologie und ordentlicher Professor an der medizinischen Fakultät in Rijeka und am Klinikzentrum in Rijeka.

Neben diesen vier Wissenschaftlern und dem guten Geist aus dem Verlagshaus WINDPFERD danke ich meiner Familie für ihre Geduld mit mir und meiner kreativen Unordnung, als ich das Buch vorbereitete, schrieb, als es lektoriert und schließlich publiziert wurde. Aber vielleicht beginnt die Unordnung und der Stress erst dann …

Dr. med. Sandi Krstinić

Über den Autor

Sandi Krstinić wurde in Rijeka geboren und schloss 1995 sein Medizinstudium an der dortigen Universität ab. Ebenfalls an der Universität von Rijeka spezialisierte er sich auf Biomedizin und erhielt 1997 den akademischen Grad eines Magisters der Medizin. Noch als Student schloss er sich dem Klub „4 plus" an, 1995 bis 1997 arbeitete er als Arzt im Gesundheitszentrum für Opatija. Anschließend wechselte er zu einem führenden Pharmaunternehmen, wo er inzwischen in der Abteilung für Psychopharmaka tätig ist.

Als Gast, Co-Autor und Autor hat er an einer Reihe elektronischer und herkömmlicher Publikationen zum Thema Nutritionismus und Gesundheit mitgewirkt, auch an Sendungen der kroatischen Fernseh- und Hörfunkanstalt (wie „Guten Morgen Kroatien" oder „Planet Internet"). Seine Artikel erschienen in Printmedien wie Elle, Mila, Jana, Ljepota i Zdravlje.

Zu seinem Interessengebiet zählt die Neurotrophologie, eine junge Wissenschaftsdisziplin, die sich mit der Wirkung von Nahrungsmitteln auf die Entstehung von Emotionen befasst.

Er hat an einer Reihe wissenschaftlicher Konferenzen zu diesem Thema teilgenommen.

Weitere Informationen zum Thema finden Sie unter www.neuro-ernaehrung.de